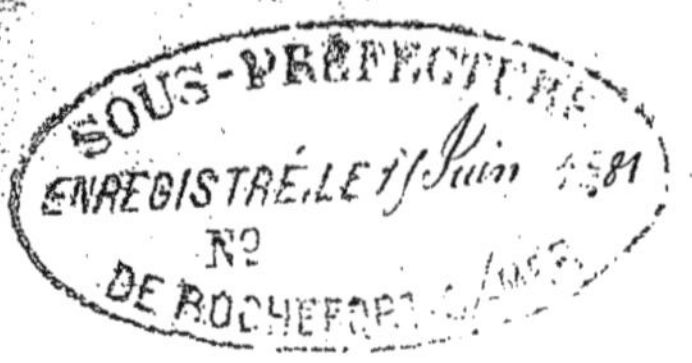

DE LA

FIÈVRE JAUNE

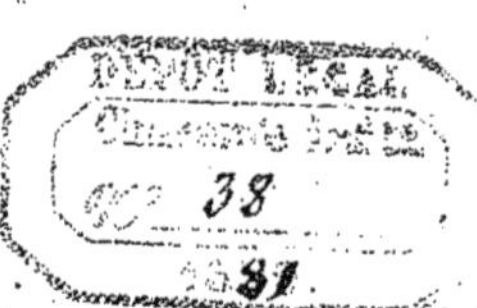

A LA MARTINIQUE

SOUS LE RAPPORT SANITAIRE

PAR

LE DOCTEUR BALLOT
Médecin en chef de la marine, en retraite

ROCHEFORT
IMPRIMERIE CH. THÈZE, RUE SAINT-PIERRE, 123 (PLACE COLBERT)

1881.

DE LA

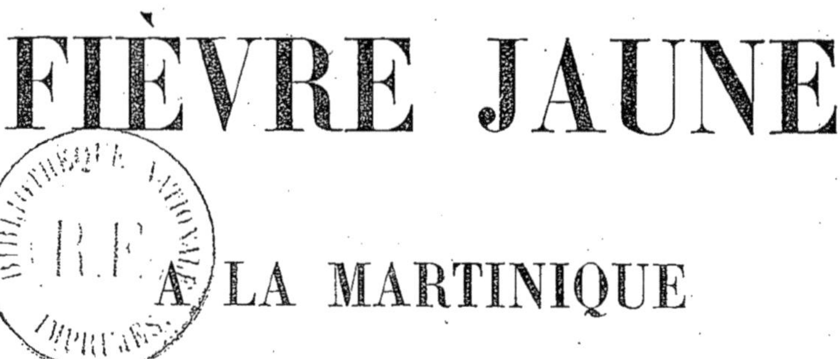

FIÈVRE JAUNE

A LA MARTINIQUE

SOUS LE RAPPORT SANITAIRE

PAR

LE DOCTEUR BALLOT
Médecin en chef de la marine, en retraite

ROCHEFORT
IMPRIMERIE CH. THÈZE, RUE SAINT-PIERRE, 123 (PLACE COLBERT)

—

1881.

Les cruelles épidémies de fièvre jaune qui ont ravagé, il y a deux ans, le sud des Etats-Unis de l'Amérique du Nord et notre malheureuse colonie du Sénégal, l'apparition de cette maladie à la Guadeloupe et à la Martinique, et dernièrement de nouveau au Sénégal, rendent plus opportune que jamais, l'étude du typhus ictérode sous le rapport sanitaire.

Pourquoi l'Europe et les puissances du Nouveau-Monde ne feraient-elles pas pour la fièvre jaune ce que les nations civilisées ont déjà fait pour les maladies contagieuses et épidémiques de l'Orient? Pourquoi ne chercherait-on pas les moyens d'en prévenir l'éclosion dans les pays qui jouissent du fatal privilège de la voir surgir spontanément? Ne serait-il pas à désirer que dans chaque lieu où elle se produit, sa genèse et son mode de propagation fussent observés avec le plus grand soin? Ces différentes études pourraient servir plus tard à une commission internationale pour réglementer, comme on l'a déjà fait pour la peste et le choléra-morbus, les mesures sanitaires propres à prévenir son éclosion, à l'étouffer, si elle venait à surgir et à l'empêcher de s'étendre de proche en proche; enfin, d'être importée dans les contrées lointaines.

Ayant habité la Martinique de 1849 à 1861, après y avoir séjourné à deux reprises, en 1837 et en 1843, j'ai assisté aux épidémies de fièvre jaune qui ont ravagé cette colonie, de 1851 à 1858, initié à l'étude et au traitement de cette maladie par M. le premier médecin en chef de la marine Amic, praticien éminent, unissant à une grande science, une expérience de quarante ans, et ayant encore pour lui, les traditions de son père qui, à la fin du siècle dernier et au commencement de celui-ci, avait dirigé à la Guadeloupe, le service de santé de la marine, à la Pointe-à-Pitre.

Plus tard, après avoir été atteint gravement de la fièvre jaune dans l'épidémie de 1851, et en avoir observé sur moi-même les deux périodes, j'ai été chargé de la direction de l'hôpital de

Saint-Pierre, et plusieurs fois, par intérim, de celui de Fort-de-France, centralisant alors le service médical de la Martinique.

C'est dans ces conditions que je viens faire pour cette colonie ce qu'il serait désirable que l'on fît pour les autres centres où se montre la fièvre jaune, c'est-à-dire, faire connaître ce que l'expérience et mes études m'ont appris sur la genèse de cette maladie à la Martinique et sur ses divers modes de propagation et d'importation.

Quoiqu'il y ait bientôt vingt ans que j'ai quitté cette colonie, la copie de mes rapports trimestriels que j'ai conservée et les notes que je prenais pour les faire, me permettront d'établir les faits avec exactitude. Ces rapports, du reste, existent sur les registres des conseils de santé de Fort-de-France et de Saint-Pierre, et doivent se trouver à Paris, dans les archives de l'Inspection générale du service de santé de la marine.

En publiant ce mémoire, que des circonstances imprévues m'ont empêché de faire paraître plus tôt, j'espère être utile à mes collègues de la marine et rappeler à mes vieux amis de la Martinique, MM. Langellier-Bellevue, Cornillac, Lota, Auguste Guérin, Gaston, actuellement aux prises avec une épidémie de fièvre jaune, que je suis toujours avec eux d'esprit et de cœur.

Rochefort-sur-mer, le 8 décembre 1880.

V. BALLOT,
Dr.-M.

GENÈSE DU TYPHUS ICTÉRODE A LA MARTINIQUE.

Le typhus ictérode se produit-il à la Martinique et dans les petites Antilles par genèse spontanée ? Y est-il au contraire importé par des provenances d'un lieu où il règne sous forme épidémique ?

Avant de traiter ces deux questions, qui sont d'une si grande importance sous le rapport sanitaire, il est indispensable de dire un mot des constitutions médicales habituelles à la Martinique. Leur étude nous permettra, je l'espère, d'expliquer bien des faits qui paraissent obscurs dans la genèse de la fièvre jaune, qu'elle soit le produit de la spontanéité ou celui de l'importation.

Constitutions médicales habituelles à la Martinique. — Deux constitutions médicales se partagent principalement l'année à la Martinique : la constitution catarrhale et la constitution inflammatoire et bilieuse.

Constitution catarrhale. — La première, qui succède aux pluies de l'hivernage, commence ordinairement à la fin d'octobre ou au commencement de novembre, dure jusqu'en mars ; mais des pluies persistantes et abondantes, en développant une forte humidité, peuvent la faire naître dès le mois de septembre et la prolonger au-delà d'avril : les vents qui soufflent alors varient du nord à l'est et produisent, sous l'influence de l'humidité, une température relativement froide, pénible pour les créoles et même pour les Européens qui demeurent depuis longtemps dans le pays. Sous l'influence de ces causes, les maladies catarrhales du tube digestif : les diarrhées, les dysenteries ; celles des voies aériennes : les angines, les bronchites, les opthalmies; les affections rhumatismales, deviennent communes.

Constitution inflammatoire et bilieuse. — La seconde, la constitution inflammatoire, apparaît ordinairement en avril et se prolonge jusqu'en novembre. Pendant l'hivernage, il n'est pas rare de la voir revêtir la forme bilieuse. Certaines années, elle commence dès le mois de février et va jusqu'en décembre. Elle est amenée par le passage du soleil au Tropique et par la persistance des vents allant de l'est à l'ouest en passant par le sud. Alors se développent de fortes chaleurs, des sécheresses, des orages, etc.

Pendant cette constitution, les fièvres intermittentes ordinaires tendent à devenir rémittentes, pseudo-continues, rebelles à la quinine, et à revêtir des caractères plus ou moins pernicieux; puis surgissent des fièvres inflammatoires, éruptives, bilieuses, pouvant aller jusqu'à la fièvre jaune sporadique.

Historique. — Revenons maintenant à la genèse du typhus ictérode à la Martinique.

Les premiers historiens de cette île et des Antilles, les Pères Dutertre et Labat, entr'autres; les médecins des XVIIe et XVIIIe siècles exerçant dans ces îles, croyaient à l'origine spontanée de la fièvre jaune et la regardaient comme contagieuse. Les médecins en chef qui ont précédé Dutrouleau, MM. Lefort, Gaubert, Luzeau, Catel, Amic, partageaient les mêmes idées sur la genèse de cette maladie, mais n'admettaient pas la contagion. Pour eux, sa cause unique à la Martinique, était l'action persistante et prolongée des vents de sud, donnant lieu à de fortes chaleurs, à des sécheresses, à des orages, etc. MM. Dutrouleau, Arnoux, Chapuis, Saint-Pair, Kerangal pensaient qu'elle était toujours dans cette colonie le produit de l'importation; elle était pour eux essentiellement contagieuse. MM. Saint-Vel, Rufz de Lavison, Cornillac, semblent partager les croyances de ces derniers. Enfin, M. le médecin en chef Bérenger-Féraud, dans son savant ouvrage sur la fièvre jaune à la Martinique, publié en 1877, après avoir paru hésiter entre la genèse spontanée et l'importation dans la production de cette maladie dans cette colonie, finit par se ranger à leur avis.

En effet, page 100 de son ouvrage, il dit: « Comme la Martinique « et même les petites Antilles ne sont pas des foyers générateurs « d'élection, ce n'est jamais dans ces pays que naît la fièvre jaune « tout d'abord. C'est par les côtes de l'Amérique du sud, dans les « golfes de Darien, de Honduras, du Mexique, sur le littoral de l'île de « Cuba, que la disposition atmosphérique génératrice, la constitution « à la fièvre jaune, se présente tout d'abord; et voilà pourquoi les « épidémies de typhus amaril sont parties toujours de là et qu'on n'a « jamais vu une épidémie commencer soit par la Martinique, par la « Guadeloupe, Sainte-Lucie ou telle autre des petites Antilles. »

Je viens m'inscrire contre ces assertions de notre savant confrère. L'épidémie de 1851, qui a ravagé les petites Antilles, a pris naissance à la Martinique, à Fort-de-France, au mois d'août. Elle ne put s'implanter à Saint-Pierre, dans la même île, que l'année suivante, au mois de juillet. Elle était importée, à la même époque, à la Guadeloupe, par les navires de guerre le *Génie* et l'*Armide*. La même année la voyait envahir les îles voisines.

M. Bérenger-Féraud avance, page 93, qu'en 1851, la fièvre jaune était signalée dans les pays voisins. J'étais sur les lieux et je puis affirmer qu'au moment où éclata à Fort-de-France cette épidémie, la santé publique était excellente dans les îles voisines. A Cayenne, la fièvre jaune avait complètement cessé depuis le mois de février. Il n'y en avait aucun cas de signalé ni à Démerari, ni à Surinam, ni enfin, dans la longue chaîne des Antilles qui de la Trinidad s'étend à Saint-Thomas.

N'admettre, comme les anciens médecins, dans la genèse du typhus ictérode à la Martinique et dans les petites Antilles, que la spontanéité ou sa formation de toute pièce dans le pays même, ou vouloir, avec MM. Dutrouleau et Bérenger-Féraud, n'attribuer son origine qu'à l'importation de provenances contagieuses, serait, je crois, d'un exclusivisme très dangereux sous le rapport sanitaire, car, dans l'un et l'autre cas, on pourrait voir le fléau s'établir dans le pays, soit qu'on ne tînt pas compte des relations avec les pays infectés, comme le faisaient les partisans de la spontanéité, soit que, ne s'occupant que de l'importation, on laissât, par une coupable incurie, s'établir des éléments propres à sa formation de toute pièce.

Genèse spontanée du typhus ictérode à la Martinique.

Il est impossible d'attribuer l'épidémie de 1851 aux relations de la ville de Fort-de-France avec Cayenne et Saint-Domingue, comme l'a avancé d'une manière erronée Dutrouleau dans son *Traité des maladies des Européens dans les pays chauds*. Il y avait plus de sept mois que le dernier malade et le dernier navire venant de Cayenne avec la fièvre jaune avaient quitté Fort-de-France, sans que personne n'en eût été atteint, lorsque parut dans cette ville le premier cas de l'épidémie de 1851. Quant aux rapports avec Saint-Domingue, le fait est encore plus inexact, car ce fut trois ans plus tard que le navire de guerre l'*Achéron*, revenant de cette île, déposa à l'hôpital de Fort-de-France un matelot atteint de la fièvre jaune. L'épidémie de 1851 se fit donc de toute pièce.

Nous nous arrêterons un peu sur les débuts de cette épidémie qui, grâce aux progrès de l'hygiène faits à la Martinique, sera, je l'espère, la dernière de ce genre dans cette colonie.

Différant des épidémies de fièvre jaune par importation qui se développent brusquement, celle-ci ne s'établit que lentement et mit près de deux ans à se préparer, et si une faute grave contre l'hygiène ne lui avait donné de l'aide, il est possible qu'elle n'eut pu se développer, comme j'ai eu occasion de le voir, en 1860, lors de l'épidémie de fièvres inflammatoires qui règna alors à Fort-de-France.

Epidémie de 1851. — La fièvre jaune avait cessé à la Martinique depuis 1844, lorsqu'en 1850, on en observa un cas sporadique, suivi de mort, à Fort-de-France, et trois autres en même temps à Saint-Pierre, dont deux furent fatals. La constitution inflammatoire régnait alors dans toute sa force. Au mois de novembre, les vents de nord joints à l'humidité amenée par les pluies de la fin de l'hivernage, firent cesser cette constitution. Mais, dès le mois de février 1851, les vents de sud se faisaient sentir pendant plusieurs jours : en mars, en avril, en mai, ils devinrent de plus en plus fréquents, et, avec eux, survinrent de fortes chaleurs, la sécheresse et de fréquents orages. La constitution médicale inflammatoire se montrait dès la fin de mars ; en mai, on remarquait que les fièvres intermittentes et rémittentes prenaient un caractère de plus en plus grave ; les rémissions devenaient de plus en plus courtes ; ces fièvres résistaient à la quinine, même à haute dose ; elles commençaient à présenter une sorte de période de colapsus analogue à celle de la fièvre jaune. En juin, juillet, août, on constatait des fièvres inflammatoires, éruptives, etc. Le 30 août, une Européenne, arrivée dans la colonie depuis quelques mois, mourait d'une fièvre jaune des mieux caractérisée. Le 24 septembre, c'était un capitaine d'artillerie de marine ; le 25, un matelot ; le 26, un prêtre. Puis l'épidémie, partie des bords du canal d'enceinte de la ville de Fort-de-France, ne tardait pas à frapper de nouvelles victimes.

Quelle fut la cause qui fit passer ces fièvres graves à la fièvre jaune épidémique ? Nous avons établi qu'il est impossible de l'attribuer à l'importation. La population de la ville de Fort-de-France attribuait l'épidémie à la mesure prise par l'autorité coloniale de faire curer le canal d'enceinte de cette ville, qui ne l'avait pas été depuis plusieurs années, et cela sans aucunes précautions hygiéniques.

Ce canal, large d'environ une dizaine de mètres, s'étendait alors de la rivière Levassor jusqu'au fond du Carénage, sur une longueur d'environ 7 à 800 mètres. Le but avait été, lorsqu'on le creusa, de dessécher les terrains marécageux sur lesquels a été élevée la ville de Fort-de-France et de la mettre à l'abri des inondations lors des débordements de la rivière. Dans ce canal venaient se jeter les eaux ménagères et les immondices d'une partie des rues de la ville et des quartiers excentriques de Crozanville et de Sainville. Au lieu de le maintenir en bon état, on restait souvent plusieurs années sans le curer ; il en arrivait qu'il s'obstruait et se comblait, que la marée s'y faisait à peine sentir, et qu'il fallait les débordements de la rivière pour y faire naître un courant suffisant pour le désobstruer ; c'était aux dépens du port du Carénage, qui se comblait par les détritus qui y étaient alors transportés. Ce canal était donc une cause d'insalubrité pour la ville et un danger pour le port.

Emanations putrides. — Malgré les menaces de la fièvre jaune, l'autorité coloniale donna l'ordre de le curer. Les travaux commencèrent dans la saison froide, mais ils n'étaient pas terminés lorsque les chaleurs amenées par les vents de sud, que nous avons vu se faire sentir, cette année là, dès le mois de février, les rendirent de plus en plus dangereux pour la santé publique. Les détritus, formés des matières animales et végétales en putréfaction qu'on en retirait, étaient jetés et abandonnés sur les berges du canal ; il en provenait des effluves qui, surtout la nuit, étaient portées sur la ville par la brise de terre. Les premières victimes de l'épidémie de 1851 furent des personnes qui habitaient ou avaient séjourné sur les bords de ce canal.

Devant les inquiétudes et les plaintes de la population de Fort-de-France, le gouverneur de la colonie convoqua une commission presque toute médicale pour rechercher les causes de l'épidémie. Cette commission n'eut pas même l'idée de l'attribuer aux relations de Fort-de-France avec Cayenne, ni à celles qu'avait pu avoir cette ville avec les pays voisins, où l'on savait l'état sanitaire excellent. Elle ne voulut pas non plus l'attribuer au curage du canal d'enceinte, déclarant qu'elle avait vu faire déjà cette opération sans qu'il en fût rien résulté de funeste pour la population de la ville. Mais ces travaux s'étaient-ils faits dans les mêmes conditions que ceux que l'on venait d'exécuter ? n'avaient-ils pas été entrepris et terminés pendant une constitution médicale peu favorable à la fièvre jaune ? Enfin, la commission, se résumant, attribua l'épidémie courante à l'action des vents de sud, déclarant que c'était la persistance de ces vents qui fait naître le typhus ictérode à la Martinique. Mais l'opinion publique fut loin d'être convaincue.

Mais que penser des conclusions de cette commission médicale ? Quel peut être l'apport de la persistance des vents de sud dans la production de la fièvre jaune ? Cette cause est-elle suffisante pour la faire surgir épidémiquement ? Nous répondrons : Non !

Action des vents de sud. — L'action persistante des vents de sud à la Martinique, en produisant une modification profonde de l'atmosphère, n'est apte qu'à produire la constitution médicale inflammatoire, et par suite à faire naître des fièvres de mauvais caractère se rapprochant plus ou moins de la fièvre jaune sporadique ; mais elle est impuissante à la rendre épidémique, c'est-à-dire transmissible d'homme à homme ; elle prépare seulement celle-ci et sa présence paraît indispensable, comme nous le verrons, pour qu'à l'aide d'une cause qui nous échappe souvent, elle puisse se produire spontanément. Cette cause paraît avoir été, dans l'épidémie de 1851, les émanations putrides provenant des détritus du canal d'enceinte de la ville de Fort-de-France.

Ma manière de voir sur la spontanéité de la fièvre jaune par les émanations putrides s'accorde avec les observations de M. le docteur Selsis (*De la fièvre jaune, à Cuba.* — Paris, 1880), qui attribue l'endémicité de cette maladie dans la ville de la Havane, aux miasmes putrides. Il n'y a pas, dit-il, « un seul point de celle-ci et de ses « faubourgs qui ne soit un lieu d'infection. — Les bords de sa baie, « d'où s'élèvent des émanations putrides, sont le foyer effrayant de « décompositions organiques, source incessante de miasmes nuisi- « bles au plus haut degré. » (Voir pages 81 à 85 du même ouvrage).

Je pourrai encore ajouter que, pendant l'épidémie de 1857, à Saint-Pierre Martinique, j'ai constaté, à plusieurs reprises, les effets des émanations putrides comme aggravation de la fièvre jaune. Les navires chargés de morues plus ou moins avariées, retour des ports du Midi de la France ; ceux chargés de chevaux ou de mulets, qui arrivaient d'Europe après une longue traversée, étaient bien plus maltraités que les autres et devenaient dangereux pour leurs voisins de mouillage.

Agglomération sur le bord de la mer, d'Européens non acclimatés. — Parmi les causes pouvant produire spontanément le typhus ictérode, on pourrait encore compter l'agglomération sur les bords de la mer aux Antilles, en temps de constitution médicale inflammatoire, de nombreux Européens inacclimatés, en proie à la misère et aux affections morales dépressives. Telle fut la fièvre jaune qui vint s'abattre sur les malheureux émigrants français débarqués, au siècle dernier, sans précautions et préparatifs, sur les bords du Mississipi. Telle fut celle qui ravagea, en 1802, l'armée de Saint-Domingue, commandée par le général Leclerc, lorsque l'époque de l'hivernage fut arrivée.

On a objecté à ces derniers faits que, de la fin de 1861 et pendant l'année 1862, 40,000 hommes environ, soldats et marins, formant l'armée expéditionnaire du Mexique, ont séjourné successivement à Fort-de-France (Martinique), même pendant la mauvaise saison, sans qu'il se soit produit au milieu d'eux un seul cas de fièvre jaune (Cornillac).

Ne pourrait-on pas faire remarquer d'abord : que ces hommes, arrivant par masses au plus de 2,000 à 3,000, et par intervalles de deux à plusieurs semaines, n'ont séjourné à Fort-de-France que de huit à dix jours en moyenne ; que ces militaires étaient, à leur débarquement, soit répartis entre les divers forts de la ville, soit campés sur la savane ; que, bien que se livrant à de nombreux excès, ils n'éprouvaient pas les fatigues et les privations des troupes opérant en pays ennemi, faisant, sous le soleil des Tropiques, la guerre dans les mornes ; enfin que leur moral n'avait subi aucune atteinte ; mais qu'il n'en aurait pas été probablement de même s'ils avaient été soumis pendant des mois entiers aux souffrances et aux affections morales dépressives de l'armée de Saint-Domingue et des malheureuses victimes du système de Law jetées sur les rives alors inhospitalières du Mississipi.

Effluves provenant d'un sol nouvellement déboisé et défriché sur le bord de la mer. — Quant aux effluves provenant d'un sol nouvellement déboisé et défriché sur le bord de la mer, auxquelles les premiers historiens des Antilles attribuaient la fièvre jaune, « la contagion étant due, d'après le Père Dutertre, aux vapeurs vénéneuses exhalées des terres qu'on défrichait », « parce que, disait le Père Breton, à mesure qu'on abattait les bois, la terre jetait son venin, » je crois que cette cause n'était pas aussi dénuée de fondement qu'on a bien voulu le dire, et qu'il sera toujours prudent d'en tenir compte aux Antilles pendant une constitution médicale inflammatoire.

Nous dirons donc que les causes les mieux connues du typhus ictérode spontané dans ces contrées, seraient les effluves putrides et les grandes agglomérations sur le bord de la mer, d'Européens non acclimatés, en proie à la misère et aux affections morales dépressives.

Genèse du typhus ictérode par importation.

Historique. — De même que la genèse spontanée de la fièvre jaune épidémique à la Martinique a été niée depuis Dutrouleau par la plupart des médecins de cette île, de même le plus grand nombre de ces derniers avant lui, n'admettait pas que le typhus ictérode pût être le produit de l'importation. Les idées de Chervin sur la non contagion de la fièvre jaune, qui ont fait le plus grand mal à la Martinique, étaient alors partagées par l'administration supérieure de cette colonie et par l'immense majorité de ceux qui y pratiquaient la médecine. Si les provenances de l'étranger étaient soumises à une visite sanitaire, c'était à un ordre de la métropole qu'on obéissait. Les navires venant des pays atteints de la fièvre jaune épidémique étaient à peine soumis à une quarantaine d'observation rarement prolongée, quand ils avaient des malades. On s'empressait, dès que celle-ci était terminée, de faire porter ces derniers à l'hôpital, où, sans faire aucune exception pour eux, on les couchait parmi les autres malades.

Je vis agir de cette manière deux fois à Fort-de-France, en 1850 et en 1854, sans qu'il en résultât d'accidents ; mais en 1855, une cruelle épidémie, qui dura jusqu'en 1858, en fut la suite.

Nous allons exposer les faits, afin d'en pouvoir tirer des conséquences pour la pratique des mesures sanitaires à prendre pour éviter pareil malheur.

Dans le mois de décembre 1850 et dans les premiers jours de janvier 1851, plusieurs navires marchands partis de Cayenne, où régnait une forte épidémie de fièvre jaune, vinrent relâcher en détresse à Fort-de-France, ayant perdu une partie de leur équipage et ayant le reste plus ou moins malade. Leurs hommes furent transportés et soignés à l'hôpital de la Marine au milieu des autres malades. Plusieurs succombèrent de fièvre jaune bien caractérisée ; personne en ville et même à l'hôpital n'en fut atteint, bien que ces navires fussent demeurés en rade trois et quatre semaines avant de repartir pour la France.

Au commencement de février 1854, la corvette à vapeur l'*Achéron*, venant de Santo-Domingo, débarqua un homme atteint de fièvre jaune, qui fut mis à l'hôpital de Fort-de-France. Ce marin parcourut toutes les périodes de la maladie, vomit noir pendant plusieurs jours et finit, contre toute attente, par guérir. Tous ses nombreux voisins de salle furent épargnés.

Epidémie de 1855, à Fort-de-France. — Le 19 septembre 1855, la corvette la *Recherche* venait mouiller sur la rade de Fort-de-France. Il y avait huit jours qu'elle avait quitté Cayenne, où régnait une épidémie de fièvre jaune. Elle déclara avoir laissé à l'hôpital de cette ville un homme atteint de la maladie, mais être sans malades ; elle fut soumise seulement à une quarantaine d'observation de trois jours. A l'expiration de celle-ci, elle fut mise en libre pratique. Le soir même, elle envoyait à l'hôpital un officier passager atteint de la fièvre jaune, qui mourut trois jours après. Elle débarquait, en outre, plusieurs artilleurs, dont un déjà malade; ce dernier séjourna une heure, au dire de M. Cornillac, dans la caserne d'artillerie avant d'être envoyé à l'hopital. Quelques jours après, cette caserne fournissait des cas de fièvre jaune. L'autorité alarmée donna l'ordre de l'évacuer. On envoya une partie des artilleurs au fort de l'Ilet à Ramiers, dans la grande rade de Fort-de-France : la maladie s'y éteignit au bout de quelques jours. Quant à l'autre partie, on eut l'imprudence de l'évacuer sur la forteresse du fort Desaix, dont la garnison était assez nombreuse : la maladie se communiqua rapidement à celle-ci, qui éprouva des pertes sérieuses.

L'autre forteresse de Fort-de-France, le fort Louis, où se trouvent plusieurs casernes renfermant la partie la plus nombreuse des troupes européennes de la colonie, n'ayant pas eu de communications avec les passagers de la *Recherche*, échappa à la maladie.

Epidémie de 1855, à Saint-Pierre. — Quelques jours après la *Recherche*, arrivait, à la Martinique, le bâtiment de commerce la *Pauline*, venant de quitter Cayenne, où elle avait perdu deux hommes de la fièvre jaune. A son départ, qui remontait à treize jours, elle n'avait pas de malades ; elle n'en eut pas pendant la traversée. Elle vint mouiller à Saint-Pierre. La commission sanitaire de cette ville, alarmée par les évènements de la *Recherche*, lui infligea une quarantaine de dix jours, qu'elle lui envoya purger sur la rade de Fort-de-France. Celle-ci achevée, la *Pauline*, n'ayant pas de malades, fut mise en libre pratique. Elle ne fut pas désinfectée, car cette mesure sanitaire n'était pas alors en usage à la Martinique. Elle demanda à la station et obtint sans difficulté deux matelots européens pour remplacer ceux qu'elle avait perdus à Cayenne, puis se rendit à Saint-Pierre, et vint prendre rang dans la ligne de mouillage de cette ville. Quatre ou cinq jours après, les deux matelots pris à Fort-de-France étaient atteints de la fièvre jaune et allaient mourir à l'hôpital, communiquant auparavant cette maladie au reste de l'équipage de la *Pauline*, qui semblait cependant habitué à l'air contaminé de ce navire.

Au lieu de s'empresser de le retirer de son poste de mouillage et de l'envoyer sur un point isolé pour y faire une nouvelle quarantaine, on n'en fit rien. Quelques jours après, la fièvre jaune se montrait sur les bâtiments qui l'avoisinaient et se communiquait au reste du mouillage de Saint-Pierre. En octobre, il y eut 5 cas provenant de la *Pauline* ; en novembre, 60, et en décembre 95 autres fournis par les marins des navires mouillés autour d'elle. Ces 160 entrées à l'hôpital donnèrent lieu à 33 décès.

Cette épidémie se continua pendant deux ans, atteignant de 17 à 1,800 marins de tous grades de la marine marchande, dont 500 environ succombèrent. L'hôpital de la marine de Saint-Pierre en reçut 1,675 et en perdit 454 ; les autres cas fournis presque tous par des officiers ou des maîtres de la marine du commerce furent traités en ville avec encore moins de succès.

Avant de revenir sur ces différents cas d'importation du typhus ictérode à la Martinique, je crois devoir faire connaître un épisode de l'épidémie de 1855 à 1858 ; car il contribua beaucoup à ébranler les convictions non contagionistes des autorités et du plus grand nombre des médecins de cette colonie.

Epidémie de la Pallas, *à Fort-de-France, en 1857.* — Au commencement du mois d'avril 1857, le baleinier la *Pallas*, après avoir fait une pêche des plus fructueuses dans l'océan Pacifique, fut obligé de relâcher à la Martinique. On le fit entrer dans le port de Fort-de-France qui, depuis quelque temps, ne présentait pas de cas de fièvre jaune et où se trouvait, en outre d'un certain nombre de bâtiments de commerce, toute la division des Antilles, sous les ordres de l'amiral de Gueydon. La *Pallas* se trouva dans de si mauvaises conditions de navigabilité, qu'elle fut condamnée par les experts. On dut fréter à Saint-Pierre un navire pour prendre son riche chargement. On fit choix du *Célestin*, qui venait de perdre une partie de son équipage de la fièvre jaune. Il fut expédié à Fort-de-France, sans que les autorités de ce port en eussent été prévenues et vint s'amarrer bord à bord avec la *Pallas* pour en transborder la cargaison.

Le médecin de la marine chargé de la visite journalière des bâtiments marchands s'en aperçut le premier et en informa sur le champ les autorités de la colonie ; mais on ne prit aucune mesure sanitaire contre le *Célestin*. L'amiral de Gueydon, dès qu'il en eut connaissance, fit de suite appareiller sa division et donna l'ordre à l'aviso le *Cocyte*, appartenant à la station locale, mouillé à l'entrée du port, à une assez grande distance de la *Pallas* et du *Célestin*, de n'avoir aucune relation avec ces bâtiments.

Cependant les hommes de la *Pallas*, employés dans la cale du *Célestin* à arrimer les barils d'huile, commencèrent, dès le troisième jour, à fournir des cas de fièvre jaune. Tout l'équipage, moins un homme ou deux, en fut atteint et paya un large tribut à la mort.

Un marin du *Cocyte*, malgré la défense du commandant, ayant pu s'échapper la nuit, aller passer plusieurs heures sur la *Pallas*, et revenir sur son bâtiment sans être vu, fut, quelques jours après, atteint de la maladie, et vint mourir à l'hôpital, avouant sa faute, on pourrait dire son crime involontaire, car il infecta le *Cocyte*, et fut le point de départ de l'épidémie qui ravagea ce bâtiment.

A une certaine distance de la *Pallas* et sous le vent de celle-ci, se trouvait une grande goëlette des Etats-Unis, la *Martha Skinner*. Le *Célestin* vint s'amarrer entre elles deux ; il pouvait se trouver à 15 ou 20 mètres de la goëlette. Celle-ci partit, trente ou trente-six heures après, sans avoir eu de communications avec lui. Je sus, quelque temps après, par son consignataire, qu'à peine partie de Fort-de-France, la fièvre jaune avait éclaté à bord, et que ce navire était arrivé avec beaucoup de peine à New-York, après avoir perdu plusieurs hommes.

Conclusions à tirer de l'histoire de ces épidémies.

Il résulte des faits que nous venons d'exposer que tantôt la fièvre jaune importée à la Martinique est impuissante à se reproduire ; que tantôt, au contraire, elle s'y développe avec une rapidité effrayante. Cette manière d'agir de la maladie nous paraîtra moins étrange lorsque nous aurons examiné les conditions médicales dans lesquelles se trouvaient la Martinique, lors de ces importations; Cayenne, en décembre 1850 et janvier 1851, et Santo-Domingo, en février 1854, importations qui ne furent pas suivies de contagion. La constitution catarrhale régnait dans toute sa force à Fort-de-France ; la température était humide et relativement froide ; les dysenteries, les diarrhées, les angines, les bronchites, etc., étaient fréquentes (1).

En 1855, l'importation du typhus ictérode par la *Recherche*, si funeste à Fort-de-France, et celle qui le fut également à Saint-Pierre par la *Pauline*, à la même époque, eurent lieu par une constitution inflammatoire et bilieuse portée au dernier degré. Sous l'influence de cette dernière, les fièvres avaient pris un caractère de plus en plus grave, se rapprochant de la fièvre jaune sporadique. Quelques cas de cette dernière avaient même été observés à Fort-de-France et à Saint-Pierre pendant l'hivernage de l'année précédente. En septembre 1855, M. le docteur Chapuis en avait constaté un cas à Saint-Pierre, et M. le médecin en chef Amic deux autres à Fort-de-France, quand la *Recherche* et la *Pauline* vinrent apporter l'élément nécessaire pour faire passer ces fièvres jaunes sporadiques à l'état épidémique, c'est-à-dire les rendre transmissibles d'homme à homme.

La constitution catarrhale paraît donc tout-à-fait contraire à l'établissement de la fièvre jaune à la Martinique. C'est pendant celle-ci qu'elle se suspend ou même cesse complètement. Au contraire, la constitution inflammatoire est indispensable pour naître et se propager d'homme à homme dans cette colonie ; mais il faut que, par sa persistance et son haut degré, elle amène, d'échelon en échelon, les fièvres du pays à se rapprocher de la fièvre jaune sporadique. Alors, qu'un homme atteint d'un cas épidémique soit introduit dans une caserne, à bord d'un navire, le typhus ictérode ne tarde pas à s'y montrer et à se propager par voie de contagion. Mais des hommes habitant la même localité et soumis aux mêmes conditions médicales, échapperont probablement à l'épidémie si aucun cas de cette maladie n'est introduit dans la caserne ou le navire qu'ils habitent, comme cela eut lieu, en 1857, pour les équipages des bâtiments arrivant d'Europe soumis à la mesure d'isolement en rade de Saint-Pierre, et comme on l'avait déjà observé pour les couvents cloitrés pendant l'épidémie de Barcelone.

---

(1) C'est sur des faits pareils que se fondaient alors l'école de Chervin et les autorités de la Martinique pour nier la contagion de la fièvre jaune.

MODES D'IMPORTATION ET DE PROPAGATION DE LA FIÈVRE JAUNE, A LA MARTINIQUE.

Comme nous l'avons fait pour les causes de la fièvre jaune spontanée à la Martinique, et pour les circonstances qui peuvent en favoriser l'établissement, nous croyons devoir relater, ici, les divers modes d'importation et de propagation de cette maladie, que nous avons été à même d'observer dans cette colonie. Cette étude aura son utilité lorsqu'il s'agira des mesures prophylactiques à prendre contre elle.

Tantôt la fièvre jaune est communiquée par un ou plusieurs hommes qui viennent malades d'un navire ou d'un local infectés, au milieu d'un équipage ou d'une chambre de caserne. — (Contamination de la caserne d'artillerie par un passager malade de la *Recherche*, puis du fort Desaix, par une compagnie d'artillerie de cette caserne évacuée sur cette forteresse). [Page 13 de ce mémoire].

Tantôt un équipage non acclimaté va travailler à bord d'un navire ayant été ravagé par le typhus ictérode et n'ayant pas été désinfecté ; il ne tarde pas à payer tribut à la maladie. — (Exemple de la *Pallas* et du *Célestin*). [Page 14 de ce mémoire].

Tantôt un homme va d'un bâtiment sain à bord d'un navire contaminé, y reste quelques heures, tombe malade de la fièvre jaune, et la transmet au reste de l'équipage. — (Matelot du *Cocyte* allant, la nuit, à bord de la *Pallas*). [Page 15 de ce mémoire].

Notons que la maladie ainsi transmise peut, quelquefois, ne pas éclater de suite et n'apparaître qu'après le départ de la colonie. C'est ce qui eut lieu pour le bâtiment de commerce l'*Alexandre*, dont le second ayant été, plusieurs fois, la nuit, à bord d'un navire infecté, y contracta la maladie et mourut à l'hôpital de Saint-Pierre. L'*Alexandre* ayant complété son chargement sans avoir eu de nouveaux malades, prit la mer et vit, peu de jours après, l'épidémie éclater à son bord ; il n'arriva en France qu'après avoir perdu son capitaine et une grande partie de son équipage.

Tantôt ce sont des hommes qui viennent habiter un navire ou un local, où un ou plusieurs hommes ont été atteints ou sont morts de la fièvre jaune. C'est ce qui avait lieu lorsqu'on remplaçait ces derniers par des matelots européens non acclimatés. Ces malheureux étaient pris ordinairement, au bout de quelques jours, de la maladie et succombaient presque constamment. — (Matelots embarqués sur la *Pauline*, pour remplacer ceux qu'elle avait perdus à Cayenne). [Page 10 de ce mémoire].

Tantôt la maladie se reproduit sur des marins inacclimatés mis à bord d'un navire contaminé qui n'a pas été assaini ou qui ne l'a été que d'une manière insuffisante, ou bien sur des soldats qui font usage de literie ou d'effets d'habillement incomplètement désinfectés, ayant appartenu à des hommes qui ont été victimes de la fièvre jaune. Cette cause de transmission subsistera tant qu'on n'aura pas des moyens énergiques de destruction des miasmes des maladies contagieuses. C'est probablement à elles qu'il faut attribuer ces fièvres jaunes plus ou moins bâtardes, que l'on voit se montrer de temps en temps, pendant des mois et même des années, après les épidémies et se produire d'une manière inquiétante, quand les Européens, non acclimatés, viennent réoccuper des navires, des casernes, des hôpitaux qui ont été le théâtre du typhus ictérode.

Un dernier mode de propagation de la fièvre jaune est celui produit par les effluves d'un navire ravagé par cette maladie, portées sur un bâtiment sain, mouillé dans le voisinage, surtout s'il est sous le vent du premier. Ce mode de propagation, que nous croyons avoir été fréquent pendant l'épidémie du mouillage de Saint-Pierre, en 1857, a été constaté par nous, à Fort-de-France, sur la *Martha Skinner* (page 15 de ce mémoire), et plus tard, à Saint-Nazaire, en 1861, par M. l'inspecteur général Mélier.

Modes de développement de la fièvre jaune, une fois établie à la Martinique.

Le typhus ictérode établi à la Martinique, qu'il reconnaisse pour origine la genèse spontanée ou qu'il soit le produit de l'importation, a des modes de propagation qu'il est de la plus grande importance d'étudier.

Lorsqu'il règne dans une localité, les cas les plus nombreux sont produits par voie de contagion ou d'infection ; les moins nombreux sont dus à la maladie agissant par son influence délétère sur l'atmosphère ou comme épidémie.

Il n'est pas rare de voir l'influence générale de la fièvre jaune être assez faible dans une localité pour n'y donner que des cas rares et isolés, tandis que des casernes, des hôpitaux, des bâtiments de guerre et de commerce, qui s'y trouvent placés, fournissent de nombreuses victimes. C'est ce qui se passait à Saint-Pierre, de 1855 à 1857, au mouillage des navires marchands, qui donnaient près de 500 morts, tandis que la ville, les casernes, les communautés religieuses, réunies, fournissaient à peine 20 victimes. En ville, la fièvre jaune agissait le plus souvent par voie d'influence générale ; au mouillage, au contraire par voie d'infection ou de contagion.

Cette distinction du typhus ictérode, agissant par influence générale ou par voie d'infection ou de contagion, est d'une importance extrême dans la pratique. C'est un des résultats heureux des observations faites pendant l'épidémie de 1857, à Saint-Pierre-Martinique, qui permettra à l'autorité qui voudra agir avec vigueur, de mettre fin à des épidémies de fièvre jaune qui ne devaient souvent leur durée qu'à la croyance malheureuse que, cette maladie n'étant que simplement épidémique, il n'y avait rien à faire qu'à baisser la tête et attendre que l'influence atmosphérique qui lui avait donné naissance se fut dissipée.

Fin de l'épidémie de 1855, à Saint-Pierre-Martinique. — Quand, au mois d'avril 1857, avant de prendre la direction du service de l'hôpital de la marine de Saint-Pierre, j'émis l'opinion, dans une commission réunie, par ordre du gouverneur, dans cette ville, pour rechercher les causes de l'épidémie de fièvre jaune qui ravageait les bâtiments marchands de ce mouillage, que celle-ci s'entretenait par voie d'infection et de contagion, les navires arrivants prenant la maladie de ceux qui étaient déjà infectés le long desquels ils venaient s'amarrer, presque personne ne partagea ma manière de voir et ne fut surtout de mon avis quand je proposai, pour mettre fin à l'épidémie, d'évacuer le mouillage ordinaire de Saint-Pierre, en plaçant sur le point de la rade de cette ville, dit le Plateau, les bâtiments venant d'Europe au fur et à mesure de leur arrivée, en attendant que ceux qui étaient infectés pussent terminer leur chargement et laisser le mouillage libre et assaini par leur départ. A l'appui de ce que j'avançais, je fis observer à la commission que les navires étrangers dont l'ancrage à Saint-Pierre est séparé et est à une certaine distance des bâtiments français, avec lesquels ils n'ont ordinairement aucune communication, étaient, ainsi que la ville et la garnison, à peu près sans cas de fièvre jaune, bien qu'ils restassent au mouillage, 15, 20 et 30 jours, tandis qu'elle apparaissait d'une manière certaine au bout de 7 et 8 jours et quelquefois même de 4 et 5 jours à bord des navires français arrivants.

Ma manière de voir, qui était vraie, comme plus tard les évènements ne tardèrent pas à le prouver, ne fut pas partagée par cette commission. L'administration coloniale partagea en partie mes idées ; mais elle ne voulut pas, devant l'opposition presque générale de la commission, prendre des mesures de rigueur pour l'évacuation du mouillage de Saint-Pierre ; elle se borna à conseiller aux navires arrivant d'Europe, dans des instructions hygiéniques qu'elle fit publier, « de mouiller loin et au vent des bâtiments infectés et de n'avoir aucune communication avec eux. » Ces conseils malheureusement ne purent pas être suivis ; les grands fonds du mouillage ordinaire ne permettant pas de mettre les navires sur plusieurs lignes, l'épidémie continua jusqu'au milieu du mois de juillet 1857.

A cette époque, qui est celle du commencement de l'hivernage à la Martinique, par une circonstance providentielle, plusieurs navires partirent en même temps et laissèrent libre toute une extrémité de la ligne du mouillage. On y plaça au fur et à mesure de leur arrivée, tous les navires attendus d'Europe qui, à cette époque de l'année, sont peu nombreux. On recommanda avec instance aux capitaines arrivants de ne permettre à leur équipage aucune communication avec les bâtiments infectés. Sous la pression de la peur, la mesure d'isolement fut sévèrement pratiquée par les nouveaux arrivés ; aucun cas de fièvre jaune n'éclata parmi eux, et dès ce moment, l'épidémie s'éteignit sur la rade de Saint-Pierre. Mais, avant de disparaître, elle sembla vouloir ajouter une nouvelle preuve de l'efficacité de la mesure d'isolement. Le second capitaine du navire l'*Alexandre*, malgré la défense faite, s'étant rendu plusieurs fois, la nuit, à bord de la *Nelly-Mathilde*, un des bâtiments infectés fut atteint, comme nous l'avons déjà rapporté, de la fièvre jaune, et vint mourir à l'hôpital. Ce fut la dernière victime de cette épidémie du mouillage de Saint-Pierre, qui, pendant deux ans, sema le deuil dans nos ports de commerce : épidémie que de bonnes mesures sanitaires auraient empêché de naître, ou, du moins, auraient fait cesser plus tôt ; mais alors, les autorités de la Martinique ne croyaient pas à la nature contagieuse et infectieuse de la fièvre jaune.

De nos jours, pareils malheurs n'auraient plus lieu. Converties par les faits de contagion et d'infection qui se sont produits à Fort-de-France et à Saint-Pierre pendant l'épidémie de 1855 à 1858, elles ont entièrement abandonné les opinions de Chervin et sont devenues franchement contagionistes.

Depuis cette époque (voir l'ouvrage de M. Bérenger-Féraud, *His-*

toire de la fièvre jaune, à la Martinique, Paris, 1877), les quarantaines, qui étaient auparavant plutôt nominales qu'effectives, ont été remplacées par des quarantaines sérieusement observées ; les moyens de désinfection ont été appliqués avec soin aux navires contaminés et aux locaux à terre, où avaient passé des hommes atteints du typhus ictérode. Le bénéfice de ces sages mesures a été de préserver la Martinique de toute épidémie de fièvre jaune jusqu'en 1869, bien que les arrivées, si fréquentes, des paquebots transatlantiques et de leurs annexes, venant de pays où elle règne souvent, eussent rendu le danger plus grand, que plusieurs fois des navires atteints eussent mouillé sur ses rades, et que même des malades eussent été déposés momentanément dans ses hôpitaux. On trouve, en effet, dans l'ouvrage de M. Bérenger-Féraud, cinq faits d'importation de la fièvre jaune, à la Martinique, de 1858 à 1869, non suivis de transmission.

Épidémie de fièvre jaune en 1869, à la Martinique.

En janvier 1869, nouvelle apparition de la fièvre jaune dans cette colonie. Elle est annoncée, comme en 1851 et en 1855, par une modification profonde dans l'état de l'atmosphère. La persistance anormale des vents de sud est signalée pendant le quatrième trimestre de 1868. Pendant le premier trimestre de 1869, qui voit s'établir le typhus ictérode à Fort-de-France et à Saint-Pierre, on note une température relativement élevée pour la saison, une grande sécheresse et une persistance extraordinaire des vents de sud. (*Bérenger-Féraud*, page 86).

Sous l'influence de cet état de l'atmosphère, les fièvres inflammatoires prirent de plus en plus un caractère de gravité pendant le quatrième trimestre de 1868. Bientôt, vers le milieu de novembre et pendant le mois de décembre, ces fièvres se rapprochèrent de la fièvre jaune ; c'est au point que mon ancien confrère, M. le médecin en chef Langellier-Bellevue, leur a donné, dans son rapport, le nom de fièvres jaunes bénignes : fièvres analogues à celles que nous avions observées à Fort-de-France, à la veille des épidémies de 1851 et de 1855. Tout était prêt pour l'éclosion du typhus ictérode. Quelle fut la cause qui fit passer ces fièvres à l'état de fièvre jaune transmissible d'homme à homme ?

M. Bérenger-Féraud, qui écrivait son ouvrage cinq ou six ans après les évènements, déclare (pages 486 et 487) qu'il était trop près de ceux-ci pour se prononcer, sans blesser un certain nombre de personnes. Il fait entendre qu'il y eut de la faiblesse dans l'application des réglements sanitaires à l'égard des provenances de la Guadeloupe, où régnait alors le typhus ictérode. M. le médecin en chef Langellier-Bellevue et M. le docteur Gaston attribuent à l'épidémie de 1869 une origine spontanée, sans signaler cependant aucune cause locale propre à la production du typhus, comme l'avaient été, en 1851, les effluves putrides du canal d'enceinte de Fort-de-France. En présence de cette diversité d'opinions, nous resterions dans le doute si M. le docteur Guérin, praticien des plus distingués de la Martinique, qui se trouve momentanément en France, ne m'avait fait connaître qu'il avait été appelé, à cette époque, à donner des soins à un écrivain de la marine, M. Zœpffel, qui fournit le premier cas officiel de l'épidémie de Fort-de-France, en 1869. Ce jeune homme, deux ou trois jours auparavant, avait passé une partie de la journée et de la nuit à bord de la *Floride*, paquebot transatlantique, qui l'avait conduit de France à la Martinique, il y avait quelques semaines, et qui, revenant de faire la tournée des Antilles, du Mexique et des ports de la terre ferme, faisait son charbon pour partir pour Saint-Nazaire. Ce paquebot, quoiqu'arrivé en patente nette, était cependant contaminé, car dans son retour en France, il eut à son bord plusieurs cas de fièvre jaune. Ce fut donc de la *Floride* que provint le premier cas de typhus ictérode qui fit passer toutes les fièvres graves que l'on observait alors, en fièvre jaune épidémique. Le même fait paraît avoir été produit à Saint-Pierre, par un jeune homme, du nom de Brocas, qui mourut dans cette ville à la même époque. Il arrivait de France par Saint-Thomas, qui était probablement contaminé.

Sous l'influence des idées de contagion et d'infection, des mesures énergiques furent prises pour l'isolement des malades, l'assainissement des casernes et des hôpitaux, l'envoi des troupes dans les hauteurs de l'île, etc. Au bout de quelques mois, et non pas de quelques années, comme autrefois, l'épidémie était arrêtée ; mais non sans pertes regrettables.

Marche et terminaison de la fièvre jaune épidémique à la Martinique.

Avant de nous occuper des mesures sanitaires à prendre contre le typhus ictérode, nous croyons utile de dire un mot de la marche et de la terminaison de cette maladie.

Il est d'expérience que lorsqu'il s'est implanté dans une caserne ou dans un navire, qu'il n'y cesse ses ravages s'il n'est pas combattu, que lorsque tous les hommes qui l'habitent, susceptibles de le contracter, en ont été atteints : il se suspend alors, faute d'aliments, et peut rester à l'état latent, pendant plusieurs mois. Que de nouveaux arrivants d'Europe soient mis dans cette caserne ou sur ce navire, ils lui payeront immédiatement tribut : c'était de cette manière que s'entretenaient autrefois, pendant des années entières, les épidémies de fièvre jaune à la Martinique.

Les causes qui font cesser la fièvre jaune, agissant par influence générale, nous échappent le plus souvent. Dans l'épidémie de Saint-Pierre, les pluies furent très abondantes en août et en septembre et dans les derniers mois de 1857 ; aussi, bientôt une constitution médicale des plus catarrhales remplaça la constitution inflammatoire et bilieuse qui avait regné jusqu'alors. Mais le typhus ictérode ne cessa pas de suite, bien que depuis le milieu du mois d'août, il n'y en eut pas de cas au mouillage des navires marchands, grâce à la mesure d'isolement ; il y en eut encore trois dans le mois de septembre, dont deux mortels, dans la caserne d'artillerie, qui, depuis un an, n'en avait pas fournis et qui est à une grande distance du mouillage. Au mois de décembre, dans la rue de la Consolation, qui est une des plus salubres de Saint-Pierre, et presqu'à la campagne, il y en eut encore deux autres cas observés sur une dame européenne qui arrivait de France et sur un capitaine du génie depuis peu dans la colonie ; ils ne se connaissaient ni l'un et l'autre et succombèrent tous deux. Ce furent les dernières victimes de cette épidémie.

A la suite de l'épidémie de 1858, le ministère de la marine demanda un rapport sur les mesures de préservation adoptées à la Martinique, contre les maladies infectieuses et contagieuses, pour le soumettre à une commission qui devait s'occuper de rendre applicable à cette colonie le règlement sanitaire international. Dans ce rapport, remis au mois d'octobre de la même année, je proposais à cette commission des mesures pour prévenir : 1° l'éclosion de la fièvre jaune spontanée, à la Martinique ; 2° l'importation du typhus ictérode dans cette colonie ; 3° enfin, les moyens que je pensais les plus efficaces pour faire cesser cette maladie lorsqu'elle s'est établie dans les villes, les forteresses, les casernes ou à bord des vaisseaux. Nous allons suivre cet ordre, en exposant ces mesures prophylactiques avec les modifications que les progrès de l'hygiène y ont apportées depuis cette époque.

MOYENS A EMPLOYER POUR PRÉVENIR L'ÉCLOSION DE LA FIÈVRE JAUNE A LA MARTINIQUE.

Emanations putrides. — Les émanations putrides provenant de matières végéto-animales en décomposition pouvaient jouer un rôle dans la genèse de la fièvre jaune spontanée (épidémie de 1851, à Fort de France) ; on devra éviter de les produire dans le voisinage des villes et des forteresses où se trouvent des Européens non acclimatés. Tous les travaux d'égoûts, de canaux, ne devront se faire que pendant la saison froide, avec les précautions les plus grandes pour ne pas laisser les effluves qui en proviennent, se répandre dans l'atmosphère. Les boues et les matières végéto-animales qui en seraient extraites seraient jetées au fur et à mesure des travaux, au large du rivage et sous le vent des endroits habités. On prendrait les mêmes mesures si des vivres ou des substances animales en putréfaction se trouvaient dans des magasins ou à bord d'un navire (Épidémie de l'*Oriflamme*, en 1690). Le curage des égoûts et des canaux, les mouvements de terre au bord de la mer, dans le voisinage des villes, seraient rigoureusement suspendus si, la constitution inflammatoire régnant avec force, les fièvres ordinaires du pays se rapprochaient de plus en plus de la fièvre jaune sporadique : à plus forte raison, si on en avait déjà constaté quelques cas. C'est en agissant de la sorte en 1860 ; en faisant cesser l'emploi des soldats européens aux travaux d'excavation du bassin de radoub que l'on construisait à Fort-de-France, que l'épidémie de fièvre inflammatoire qui régnait alors et qui avait donné déjà quelques cas se rapprochant du typhus ictérode, ne fut pas plus loin. Depuis cette époque, l'hygiène publique a fait des progrès dans la ville de Fort-de-France. Son canal d'enceinte, dont les émanations putrides avaient amené l'épidémie de 1851, a été en partie comblé. La portion conservée dans l'arsenal a été approfondie de manière à avoir toujours un certain tirant d'eau à marée basse. Quant à l'autre partie, s'étendant du pont Fénelon à la rivière Levassor et passant devant l'hôpital de la marine, elle a été remplacée par une cunette pavée. Les cimetières de la ville et de l'hôpital, qui étaient placés sur les côtés de cet établissement, ont été déplacés et éloignées comme on le demandait depuis longtemps. La plaine Sainville, placée au vent du même hôpital, a été enfin desséchée et assainie et n'est plus, comme autrefois, un objet de préoccupation pour les médecins, qui devaient toujours se tenir en garde contre des fièvres paludéennes plus ou moins graves, menaçant leurs blessés et leurs malades. M. Bérenger-Féraud affirme qu'il n'était pas obligé, dans le cours de la fièvre inflammatoire qu'il traitait en 1876, dans le même hôpital, d'user de sulfate de quinine. Pendant l'épidémie de cette fièvre en 1860 (*Archives de médecine navale*), j'étais forcé de l'employer contre des accès remittents qu'elle présentait à son déclin, d'une manière assez fréquente. De 1851 à 1858, nous étions également obligés d'employer la quinine par précaution, dans la convalescence des fièvres jaunes traitées dans cet hôpital. Mais, pour maintenir ces heureux résultats, il serait indispensable qu'une police sévère fît tenir toujours propres et en bon état la cunette de l'ex-canal d'enceinte, les égoûts de la ville, et les rigoles et caniveaux de la plaine Sainville et que la partie de la rivière Levassor qui longe la ville fût nettoyée de temps en temps par une cure-môle et que la prolongation des deux jetées qui se trouvent à son embouchure, dans la rade, permît à son faible courant de porter plus au loin dans la mer, les immondices qu'elle reçoit de la ville.

Agglomération d'Européens non acclimatés. — Une des causes de la genèse spontanée du typhus ictérode dans les Antilles, étant la réunion d'Européens non acclimatés, dans des locaux étroits, mal aérés, humides, et l'agglomération au bord de la mer de troupes arrivant d'Europe, soumises à des fatigues excessives sous un soleil brûlant, mal nourries, livrées aux affections morales dépressives, comme étaient celles de l'armée du général Le Clerc, en 1802, à Saint-Domingue, on devra prendre, à la Martinique, toutes les mesures pour prévenir ces causes ou les faire cesser au plus vite si elles existaient déjà.

Une police active dans les villes empêchera l'agglomération d'Européens nouvellement débarqués, dans des locaux étroits et malsains. Les troupes seront logées largement dans des casernes bien ventilées. On ne réunira pas sur un même point celles qui viennent d'arriver. Autant qu'on le pourra, on les placera dans des parties éloignées des grands centres de population de la colonie, comme le fort Desaix, le camp Balata, le Marin, la Trinité, le Saint-Esprit, etc.

Si les circonstances forçaient à réunir des troupes nombreuses à la Martinique, on aurait soin, même en présence d'un état sanitaire satisfaisant, de les diviser en petits détachements qu'on cantonnerait sur un grand nombre de points en choisissant, de préférence, les localités élevées et éloignées des villes.

On prendrait des précautions analogues pour une nombreuse escadre. On la tiendrait au mouillage en grande rade, en évitant de laisser séjourner ses bâtiments dans les ports et dans les baies resserrées. On maintiendrait les équipages à bord et on éviterait, le plus possible, les corvées à terre.

L'encombrement habituel du mouillage de la ville de Saint-Pierre, par les bâtiments de commerce, les nombreux navires charbonniers à Fort-de-France, depuis l'installation de la Compagnie transatlantique dans ce port, devront attirer l'attention des autorités coloniales; c'est une menace permanente de fièvre jaune pour la Martinique. Nous demanderions que la visite journalière des bâtiments marchands, par un médecin de la marine, prescrite, en temps de fièvre jaune, par la dépêche ministérielle du 14 octobre 1856, et réglementée par l'arrêté du 18 décembre 1857, dans les ports de Saint-Pierre et de Fort-de-France, se fît dans ces ports lorsque, la constitution inflammatoire régnant, des fièvres se rapprochant du typhus ictérode se montreraient en ville et, à plus forte raison, dans les équipages de ces navires. Cette visite aurait l'avantage de faire cesser de suite des abus contre l'hygiène qui, continués, pourraient amener l'éclosion du fléau. Les bâtiments ainsi visités seraient tenus avec plus de propreté; leurs hommes seraient mieux surveillés, se livreraient à moins d'excès. Les capitaines, sentant l'œil de l'autorité ouvert sur eux, nourriraient mieux leur équipage, tiendraient plus à ne pas le faire travailler au soleil, etc. Autre avantage immense : les marins étant vus dès le début de leurs maladies, la fièvre jaune, si elle apparaissait, serait signalée de suite et l'on pourrait prendre immédiatement des mesures propres à étouffer le fléau et à l'empêcher de se propager aux autres navires du mouillage.

MOYENS A EMPLOYER POUR PRÉVENIR L'IMPORTATION DE LA FIÈVRE JAUNE A LA MARTINIQUE.

Infection. — Comment l'importation s'opère-t-elle dans cette colonie? Est-ce par infection? Est-ce par contagion? Le premier mode d'importation, l'infection, est aujourd'hui admis pour tout le monde. Comment, en effet, nier son action lorsqu'on la voit se produire à distance par les effluves qui s'échappent d'un navire contaminé? Par exemple, dans les cas, déjà cités dans ce mémoire, de la *Martha-Skinner*, à Fort-de-France, et de nombreux bâtiments de commerce à Saint-Pierre, prenant la fièvre jaune en 1856 et en 1857, de navires infectés mouillés près d'eux, avec lesquels ils n'avaient pas eu de communications. Nous devons reconnaître cependant que ce mode de propagation par les effluves portées à distance, est l'exception, et que le plus fréquent est celui où le typhus ictérode est produit par l'air contaminé contenu dans la cale, dans les logements d'un navire, dans les marchandises de son chargement, dans les bagages et les vêtements de son équipage et de ses passagers.

Contagion. — Le second mode d'importation, la contagion, est encore nié par quelques médecins, par ceux principalement qui pratiquent dans des lieux où le typhus ictérode est, pour ainsi dire, en permanence, à la Havane, par exemple. Nous voyons, en effet, un honorable praticien de cette ville, M. le docteur Selsis, dans son mémoire *De la fièvre jaune à Cuba*, (Paris, 1880), rejeter la contagion et poser en principe que cette maladie ne peut naître et se propager que par voie d'infection. Il avance, page 87 de ce mémoire, « qu'un malade atteint du vomito-negro ne peut créer un germe capable d'occasionner un germe semblable. » Nous ne saurions trop nous élever contre cette doctrine dangereuse. Comment expliquer, sans la contagion, l'importation de la fièvre jaune sur l'aviso le *Cocyte*, par un matelot qui va passer quelques heures à bord du navire infecté la *Pallas*, tombe malade sur son bâtiment et transmet la maladie au reste de l'équipage (page 11 de ce mémoire); puis le fait, presque identique, à Saint-Pierre, du lieutenant de l'*Alexandre* (page 13 de ce mémoire). L'opinion du savant médecin de la Havane peut s'expliquer par le milieu où il pratique ; il n'a pas été à même, comme nous, dans une ville où la fièvre jaune est presque en permanence, de voir se former des épidémies de cette maladie.

Pour nous, nous croyons à la contagion de cette maladie, et nous avons l'intime conviction qu'un individu porteur du germe du typhus ictérode, venant à tomber malade au milieu d'autres personnes non acclimatées, si la constitution médicale y prête, leur transmettra cette maladie soit par l'air qu'il expire, soit par ses sueurs, ses vomissements, et ses autres excreta.

Il faut donc se tenir en garde contre une personne qui, sortant d'un milieu infecté ou ayant eu des rapports avec un homme atteint de la fièvre jaune, peut se trouver sous l'incubation de cette maladie. De là, l'obligation de la séparer des gens qu'elle peut contaminer, jusqu'à ce que, le temps de l'incubation étant passé, on ait la certitude qu'elle n'est plus dangereuse. De là, le point de départ des mesures sanitaires connues sous le nom de quarantaines, que M. le docteur Selsis, avec ses idées de non contagion, déclare inutiles, et qu'il propose (page 87 de son mémoire) de remplacer par un bon système de ventilation de l'intérieur du navire et par l'exposition au grand air, faite sur le pont du navire, des effets et des bagages de l'équipage et des passagers, la veille de l'arrivée au port.

Quarantaines.

Incubation de la fièvre jaune aux Antilles. — Pour nous, partisan de la contagion et de la possibilité de l'incubation de la fièvre jaune, nous ne pouvons admettre comme suffisantes ces mesures de préservation ; nous reconnaissons la nécessité de la séquestration quarantenaire des personnes qui, sortant d'un milieu infecté, sont susceptibles de porter le germe du fléau ; mais nous reconnaissons, en même temps, que cette séquestration ne doit pas dépasser la durée de l'incubation évaluée largement. Il s'agit donc de fixer cette durée : les meilleurs observateurs lui donnent, dans les pays tropicaux, de 3 à 10 jours ; mais nous croyons que, si dans les régions tempérées elle peut aller au-delà, à la Martinique elle atteint rarement une semaine. En fixant à l'incubation un maximum de durée de 12 jours dans cette colonie, on resterait dans les limites de la plus grande prudence. Il serait inutile, après une désinfection aussi parfaite que possible du navire, de son équipage et de ses passagers, de donner aux quarantaines une durée de plus de 12 jours dans les Antilles.

Nous proposerions donc de frapper d'une quarantaine de 12 jours, les bâtiments qui, ayant perdu des hommes de la fièvre jaune et en ayant encore d'atteints, arriveraient à la Martinique. Ces navires seraient dirigés sur le lazaret, et leur quarantaine ne commencerait que du moment où, les malades, les passagers et l'équipage débarqués, on aurait procédé à l'assainissement du bâtiment et de sa cargaison, après avoir brûlé la literie et les effets portés par les morts et les malades, et avoir désinfecté la literie, les effets d'habillement et les bagages des passagers et de l'équipage. On laisserait le moins d'hommes possible à bord du bâtiment, si on ne voulait pas le faire garder par les marins du pays. Ses panneaux seraient ouverts jour et nuit, et des manches à vent, laissées à demeure, y entretiendraient des courants d'air. On le désinfecterait au moins encore une fois avant de lui donner la libre pratique, surtout s'il survenait des cas parmi les passagers et dans l'équipage.

On soumettrait aux mêmes mesures d'assainissement et de désinfection et à une quarantaine de 12 jours, les navires qui, ayant perdu des hommes et ayant eu des malades pendant leur séjour dans un pays atteint de typhus ictérode, n'en avaient point au moment de leur départ et n'en auraient pas eu non plus pendant leur traversée, comme étaient la *Pauline* et la *Recherche*, à leur arrivée à la Martinique.

Quant aux bâtiments venant de contrées où règne la fièvre jaune, mais n'ayant pas eu de malades ni pendant leur séjour, ni pendant leur traversée, bien qu'ils eussent eu des rapports avec la terre, on pourrait faire compter leur quarantaine du jour de leur départ. Si la traversée était de plus de 12 jours, et qu'ils n'eussent pas eu de malades pendant celle-ci, après les avoir soumis rigoureusement aux mesures d'assainissement et de désinfection, on leur accorderait la libre pratique en les soumettant aux mesures restrictives de l'isolement dont nous allons parler. Quant aux navires dont la traversée aurait été de moins de 12 jours, s'ils se trouvaient dans les mêmes conditions de santé que les précédents, on leur ferait compléter au lazaret une quarantaine de 12 jours, et on les soumettrait aux mêmes mesures d'assainissement, de désinfection et d'isolement que les premiers.

Isolement.

Comme les moyens de désinfection sont encore loin d'être parfaits, il serait, je crois, prudent d'appliquer à toutes ces catégories de navires venant de pays infectés, les mesures sanitaires que nous allons exposer sous le nom d'isolement, et qui, appliquées à Saint-Pierre, en 1857, ont permis d'arrêter court l'épidémie de fièvre jaune qui, depuis deux ans, désolait le mouillage de cette ville.

L'isolement consiste à empêcher toutes communications entre le navire suspect d'infection et les bâtiments du mouillage montés par des équipages arrivant d'Europe et avec la population civile et militaire non acclimatée, tout en permettant à la population créole et aux Européens acclimatés de communiquer avec lui pour le chargement et le déchargement des marchandises. Le bâtiment dans l'isolement est donc séparé de la population qu'il pourrait contaminer, et en libre pratique avec celle qui n'a rien à redouter de lui.

Le navire dans l'isolement, après avoir été désinfecté, serait mouillé à Fort-de-France, en grande rade, et à Saint-Pierre, sur la partie du mouillage de cette ville, dite le Plateau, ou sur tout autre point isolé. Toutes communications de ses gens avec les autres bâtiments et des équipages de ces derniers avec lui, seraient rigoureusement empêchées. Le capitaine seul pourrait descendre à terre pour ses affaires commerciales, mais n'y pourrait coucher. Le batelage, le déchargement et le chargement seraient faits par des gens du pays. Le navire serait vu chaque jour par le médecin de la marine chargé de la visite du mouillage ou de la rade, qui, à l'apparition de tout cas suspect, en préviendrait l'autorité sanitaire. Dans ces conditions, si elles étaient bien observées, nous avons la conviction qu'un bâtiment suspect pourrait débarquer et prendre son chargement, et quitter la colonie sans l'exposer à la fièvre jaune.

MODIFICATIONS A APPORTER AUX MESURES SANITAIRES ACTUELLEMENT EN USAGE A LA MARTINIQUE POUR LES PROVENANCES DES ILES VOISINES.

Ne serait-il pas convenable et utile de modifier les mesures sanitaires que nous venons d'indiquer pour les provenances de la Guadeloupe et des îles voisines, lorsque la fièvre jaune y existe, et pour celles des paquebots transatlantiques arrivant des pays contaminés ? La faible distance qui sépare ces îles de la Martinique les mettant à quelques heures de celle-ci, et la rapidité de la vapeur les mettant également à quelques jours des grandes Antilles et du continent américain, sembleraient exiger plus de rigueur dans leur application. Mais si on tient compte des relations de famille et de commerce existantes pour les premières, et de la nécessité de ne pas interrompre la navigation spéciale des paquebots, on est amené à désirer qu'il soit pris des mesures sanitaires qui, tout en sauvegardant la santé de la colonie, rendent les communications plus faciles.

Examinons la question. Pourquoi impose-t-on aujourd'hui une quarantaine qui peut aller jusqu'à 21 jours de durée, aux passagers de la Guadeloupe, par exemple? C'est parce qu'on craint que, porteurs du germe de la fièvre jaune, ils ne l'introduisent dans la colonie. Mais si on remarque que l'incubation de celle-ci ne peut avoir lieu que sur des Européens non acclimatés, et que, dans les épidémies ordinaires, elle ne peut exister sur les créoles blancs et de couleur domiciliés dans le pays contaminé, ni sur les Européens acclimatés depuis longtemps, on reconnaîtra que les passagers et les équipages de cette catégorie ne sont point dangereux par leurs personnes, mais bien par les miasmes qu'ils peuvent porter dans leurs effets d'habillement et leurs bagages. N'est-il pas convenable de traiter différemment les passagers suivant les craintes qu'ils inspirent pour la santé de la colonie? Imposez aux inacclimatés une quarantaine de 12 jours; puis, après avoir désinfecté, d'une manière aussi parfaite que possible, les vêtements et les bagages des autres, accordez-leur la libre pratique.

Mais, pour pouvoir le faire avec sécurité, il faudrait que l'on fût en possession, à la Martinique, de moyens de désinfection plus prompts et plus énergiques que ceux que l'on possède actuellement. Espérons que les progrès des sciences physiques et chimiques, mises en éveil par les travaux de Pasteur sur les germes, arriveront à les trouver ! Déjà les étuves à désinfection à l'air chaud, porté de 100 à 115 degrés centigrades, paraissent réunir les conditions de promptitude et de sécurité demandées. Le Conseil municipal de Paris et le Conseil d'hygiène les ont adoptées. Le Congrès d'hygiène de Turin, qui vient d'avoir lieu, a émis le désir que, « dans tous les grands « centres et près de tous les hôpitaux, on établît de ces étuves pour « les objets de literie et les vêtements, et que cette désinfection fut « rendue obligatoire à la suite des maladies infectieuses et transmis- « sibles. » Émettons donc le vœu que le département de la marine établisse promptement à Saint-Pierre et à Fort-de-France ces étuves de désinfection, qui seront d'un si grand secours pour abréger les quarantaines et arrêter court les maladies transmissibles et infectieuses.

En attendant l'installation de ces appareils, je crois qu'il serait nécessaire d'imposer à cette catégorie de passagers (créoles et Européens acclimatés) une quarantaine de 72 heures, pendant laquelle leurs effets d'habillement et leurs bagages seraient exposés et battus au grand air, et ceux qui pourraient être avariés, soumis dans une chambre close, pendant six heures, aux vapeurs de l'acide sulfureux, dans la proportion au moins de 1 °/₀ de l'air contenu. MM. Schotte et Gartner, de la marine allemande, dans leurs expériences pour la désinfection des navires, ont trouvé l'acide sulfureux plus efficace que l'acide phénique, qui demande d'abord une source de chaleur pour le volatiliser et la quantité coûteuse de 12 à 15 grammes par mètre cube d'air.

Ces modifications dans les mesures sanitaires entre la Martinique, la Guadeloupe et les îles voisines, lorsqu'elles sont en proie à la fièvre jaune, auraient non-seulement l'avantage de rendre les relations commerciales et de famille plus faciles, mais elles obvieraient encore au danger de l'introduction du fléau par la fraude sanitaire que certains voyageurs, effrayés par la perspective d'une longue quarantaine, ne craignent pas de commettre, et que l'administration coloniale, malgré tous ses efforts, ne réussit pas toujours à empêcher. N'a-t-on pas vu des personnes, par exemple, venant de la Guadeloupe, se faire débarquer dans une des îles anglaises, à Sainte-Lucie ou à la Dominique, et pénétrer à la Martinique sans quarantaine, par les caboteurs de ces îles, où l'on ne prenait aucun moyen de défense contre les provenances de la Guadeloupe, et par les miasmes que pouvaient contenir leurs malles et même les effets qu'ils portaient, exposer ainsi la colonie à une cruelle épidémie!

Mesures sanitaires à prendre à l'égard des paquebots transatlantiques et de leurs annexes.

Le service sanitaire a pris à la Martinique, une très grande importance depuis que cette île est devenue le point d'arrivée et de départ des paquebots transatlantiques français et de leurs annexes. La plus grande vigilance est nécessaire pour empêcher que ces communications rapides avec les principaux ports des Antilles et du continent américain, qui sont malheureusement souvent atteints de typhus ictérode, ne l'importent dans notre colonie et finissent par l'y fixer à demeure, comme dans certains centres du Nouveau-Monde. On devra également se préoccuper de la crainte que nos paquebots, devenant des foyers d'infection, n'introduisent, un jour, dans notre patrie le typhus des Antilles. Plus de sécurité pour la Martinique, plus de sécurité pour la France, tout en facilitant la navigation spéciale des transatlantiques, par le moins de retards possible, sera le but que devra se proposer l'administration sanitaire.

Les mesures qu'elle aura à prendre varieront suivant que la colonie sera sans fièvre jaune ou suivant que cette maladie règnera épidémiquement.

La salubrité de la Martinique est bonne. — Les paquebots arrivant d'Europe pourront communiquer librement ; pendant leur séjour dans cette île, ils devront se tenir en garde contre les paquebots des lignes secondaires et n'avoir avec eux aucune communication lorsqu'ils arriveront avec des cas de fièvre jaune ou qu'ils en auront eu pendant leur traversée. Les paquebots retournant en France, après avoir fait leur tournée dans les Antilles et les ports du continent américain, devront être tenus dans l'isolement jusqu'à leur départ de la colonie, même n'ayant pas eu de malades, car il est toujours à craindre qu'ils n'aient été contaminés par les passagers et leurs bagages, qu'ils prennent ou laissent dans les différents ports des Antilles où ils passent, et qu'ils ne communiquent la fièvre jaune aux personnes inacclimatées qui se rendraient à leur bord, comme cela eut lieu pour le paquebot la *Floride*, (page 22 de ce mémoire). Les bagages et les vêtements des passagers qu'ils débarqueraient dans la colonie, ceux des personnes qu'ils enverraient à terre pour leur service, enfin ceux des gens qui feraient leur charbon et leurs vivres seraient désinfectés avant qu'on leur permît de descendre dans le port. Quant aux paquebots des lignes secondaires contaminés, ils seraient mis en quarantaine et soumis aux mesures sanitaires que nous avons déjà indiquées.

La fièvre jaune règne à la Martinique. — Les transatlantiques arrivant d'Europe se tiendront dans l'isolement entre leur arrivée et leur départ, n'ayant pas de communication avec les navires malades, au vent desquels ils auront soin de mouiller à grande distance. Ils ne permettront pas à leur équipage de descendre à terre ; le batelage du bord, leur charbon et leurs vivres seront faits par des gens du pays, dont les vêtements seront préalablement désinfectés avec soin. Si, par suite de l'influence épidémique, il survenait un ou plusieurs cas de la maladie à bord, on s'empresserait d'envoyer les hommes atteints au lazaret, et d'évacuer et de fermer, après l'avoir assainie, la partie du bâtiment où ces cas se seraient produits, ne l'ouvrant qu'à l'arrivée en France, où elle serait désinfectée de nouveau.

Aucun passager malade, aucun passager susceptible de pouvoir *incuber* la fièvre jaune provenant de la colonie ou d'un navire infecté et n'ayant pas purgé, au lazaret, une quarantaine d'observation suffisante, ne sera embarqué sur un paquebot retournant en France. On ne recevrait à bord, comme passagers venant de la Martinique, que les créoles, les Européens acclimatés et ceux de ces derniers qui auraient fait la maladie ; mais on prendrait les plus grandes précautions pour désinfecter leurs malles, leurs bagages, et surtout les effets d'habillement qu'ils auraient sur eux. C'est dans cette occasion que les étuves à désinfection seraient appelées à rendre de grands services.

Moyens à employer pour combattre la fièvre jaune lorsqu'elle s'est établie dans les villes, les forteresses et à bord des vaisseaux.

Si malgré la mise à exécution des mesures sanitaires que nous venons de proposer, le typhus ictérode venait à surgir ou à être importé à la Martinique, voici les précautions et les moyens d'action que nous conseillerions :

En ville. — Si le premier cas avait lieu en ville, dans une maison occupée par des Européens non acclimatés, il faudrait s'empresser de faire sortir ces derniers et de les disperser à la campagne, après avoir désinfecté leurs malles et leurs effets d'habillement. Le malade, si on ne pouvait le faire porter dans un hôpital spécial, serait traité à domicile et servi par des gens du pays ; le linge du malade, ses excreta, seraient soigneusement désinfectés par l'acide phénique ou les chlorures de chaux ou d'oxyde de sodium. On défendrait à toute personne non acclimatée d'en approcher. Si le malade venait à succomber, il serait inhumé quelques heures après, mis dans un cercueil bien fermé, enveloppé dans un linceul trempé dans de l'eau phéniquée à 2 ou 3 %, et porté directement au cimetière. Ses vêtements et sa literie, si on ne pouvait les faire passer dans une étuve à désinfection, seraient brûlés. Le plancher et les cloisons de la chambre où se serait produit ce premier cas, seraient lavés soit avec de l'eau phéniquée à 2 %, soit avec de l'eau contenant un dixième de chlorure de chaux ; il serait interdit, sous des peines sévères, d'y loger, avant quelques mois, des Européens inacclimatés. C'est en employant des mesures analogues et en dispersant à la campagne les locataires de la maison où s'était produit le premier malade, et même les habitants des maisons voisines, qu'on est parvenu à arrêter à Montevideo, en 1878, à deux reprises différentes, une invasion de la fièvre jaune importée du Brésil. (Voir le mémoire si intéressant de M. le docteur Ferris, dans les *Archives de médecine navale*, du mois d'octobre 1879).

Dans une caserne. — Si le premier malade était fourni par une caserne, on le ferait porter de suite à l'hôpital spécial, et, à défaut de celui-ci, dans une chambre d'un bâtiment séparé de l'hôpital ordinaire, où il serait soigné par des personnes autant que possible acclimatées. Défense serait faite aux autres malades d'y pénétrer ; les médecins et les personnes qui l'approcheraient auraient la précaution de changer de vêtements avant d'entrer dans la chambre du malade, pour les reprendre en sortant. Les moyens de désinfection que nous avons indiqués dans le paragraphe précédent pour les vêtements, les excreta du malade ne seraient pas négligés.

Bien que ce cas pût être sporadique, si la constitution médicale était inflammatoire et bilieuse, il faudrait s'empresser d'évacuer la caserne et d'en envoyer les troupes dans un fort isolé ; ceux de l'Ilet à Ramiers, dans la grande rade de Fort-de-France, de la Pointe-du-Bout, pourraient remplir ce but, mais à la condition qu'ils fussent vides de tout Européen inacclimaté. Il va sans dire que la caserne qui aurait fourni le malade, serait assainie, ainsi que la literie, et fermée si surtout il se produisait de nouveaux cas parmi les militaires évacués.

Depuis que j'ai écrit ces lignes, en 1858, l'autorité militaire a fait établir pour Fort-de-France, un camp de préservation au morne Balata, à 450 mètres d'altitude et à 8 kilomètres de cette ville. Cet établissement, qui paraît présenter de bonnes conditions hygiéniques et qui a préservé, pendant l'épidémie de 1869, les troupes qu'on y avait internées, est appelé à rendre de grands services en temps de fièvre jaune. A l'apparition de l'épidémie, la garnison et les fonctionnaires non acclimatés qui ne seraient pas indispensables pour le service en ville, devraient y être envoyés et maintenus pendant toute sa durée. On prendrait des mesures sévères pour y prévenir l'introduction de la maladie, soit par des visites clandestines en ville, soit par celles des personnes qui pourraient en provenir. La convalescence qu'on pourrait y établir, serait isolée, et à une grande distance des baraquements du camp, elle serait consignée, surtout si on y admettait des convalescents de l'épidémie.

Sur un navire de commerce. — Un bâtiment marchand viendrait-il à fournir le premier cas de fièvre jaune, on enverrait sur le champ le malade au lazaret ; on le ferait sortir du port ou du mouillage, et on le mettrait en quarantaine. S'il survenait de nouveaux cas, on ferait entrer l'équipage entier au lazaret ; puis, suivant la nature de son chargement, on le déposerait sur des pontons où on l'exposerait au grand air. On assainirait la cale du navire et les logements de l'équipage par des fumigations concentrées de chlore ou d'acide sulfureux ; il serait gardé avec soin, et ce ne serait qu'après au moins deux semaines et un nouvel assainissement qu'on permettrait à ses hommes de revenir à bord. Pendant tout le temps qu'il resterait ensuite dans la colonie, on lui appliquerait la mesure d'isolement.

Sur un bâtiment de guerre. — Pour un bâtiment de guerre, on devrait prendre à peu près les mêmes mesures ; au premier cas, on le ferait sortir du port ou du mouillage et on l'isolerait. Le malade serait porté au lazaret ou à l'hôpital spécial, s'il y en avait un établi. S'ils s'en présentait d'autres, on les enverrait rejoindre le premier malade. Le navire serait mis en quarantaine, et son équipage débarqué, soit dans le fort de la Pointe-du-Bout, soit dans celui de l'Ilet à Ramiers ; sa literie, ses vêtements, ses bagages, seraient exposés à l'air après avoir été désinfectés avec soin, s'il était possible, dans une étuve à air chaud ; dans le cas contraire, dans une chambre close, par l'acide sulfureux. Ce bâtiment serait désarmé par des gens du pays et aurait sa cale, ses soutes, son faux-pont, sa batterie assainis par les procédés que nous venons d'indiquer. Ses panneaux resteraient jour et nuit ouverts et des manches à vent y renouvelleraient l'air constamment ; ce ne serait que deux semaines après, s'il ne se présentait plus de nouveaux cas de fièvre jaune, et après un nouvel assainissement de l'intérieur du navire, qu'on ramènerait l'équipage à bord. Enfin on devrait encore lui appliquer la mesure d'isolement, jusqu'à ce qu'il eût passé sous voiles une quinzaine de jours au vent de l'Ile. Nous ferons remarquer ici qu'on s'est bien trouvé, à plusieurs reprises, à la Martinique, d'envoyer les bâtiments de guerre infectés se désarmer et s'assainir dans le port du Marin, où la population, étant formée de blancs créoles et de gens de couleur et ne recevant presque jamais de navires venant d'Europe, ne court pas le danger d'être atteinte par la maladie.

Fièvre jaune se propageant par voie d'infection ou de contagion dans un port ou dans un mouillage. — Mais ces précautions n'ayant pu empêcher le typhus ictérode de s'établir épidémiquement dans un port, dans un mouillage ou dans un corps de troupes, envisageons les mesures à prendre dans cette circonstance.

En cas de fièvre jaune se propageant par voie de contagion et d'infection dans un port, dans un mouillage, comme cela avait lieu à Saint-Pierre, en 1856 et 1857, nous demanderions que l'autorité sanitaire fût armée des pouvoirs nécessaires :

Soit pour faire sortir du port ou changer de mouillage et soumettre à la mesure d'isolement jusqu'après leur départ, un ou plusieurs navires qui seraient infectés ; soit pour appliquer la même mesure aux bâtiments arrivant d'Europe, lorsque les navires atteints seraient nombreux ;

Soit, s'il arrivait que cette mesure eût été reconnue insuffisante, pour défendre l'entrée d'un port ou l'accès d'un mouillage aux provenances d'Europe, jusqu'à ce que le port ou le mouillage eussent été assainis par le départ successif des navires infectés ;

Soit enfin pour empêcher un bâtiment contaminé de quitter un port où cette maladie règne, pour venir charger dans un autre de la colonie où se trouvent des navires dont la santé est bonne. Si ce pouvoir paraissait exorbitant, nous proposerions de soumettre au moins ce bâtiment à l'isolement, à son arrivée au nouveau mouillage, et de lui faire prendre son chargement dans les conditions de cette mesure sanitaire.

Nous demanderions d'une manière expresse de défendre de remplacer, sous aucun prétexte, sur les navires infectés, les matelots morts ou manquants, par des Européens inacclimatés, l'expérience ayant prouvé que ce sont des victimes vouées à une mort certaine.

Précautions sanitaires à prendre avant le départ d'un bâtiment atteint de la fièvre jaune, pour l'Europe. — Nous proposerions encore, lorsqu'un bâtiment aurait eu un ou plusieurs hommes atteints pendant son séjour dans la colonie, d'assainir, avant qu'il prît charge, sa cale et ses soutes par de fortes fumigations de chlore ou d'acide sulfureux et de désinfecter, avant son départ pour l'Europe, par des lavages avec de l'eau phéniquée à 2 ou 3 % ou avec de l'eau contenant un dixième de chlorure de chaux, le plancher et les cloisons du logement de l'équipage, et de faire passer la literie et les effets de ses hommes à l'étuve de désinfection. Ces mesures auraient l'avantage de préserver ce navire, soit de l'explosion de la maladie, soit du redoublement de celle-ci, lorsque ses premiers mouvements à la mer donneraient aux miasmes qui peuvent se trouver accumulés à bord, une force meurtrière plus grande, comme cela eut lieu pour l'*Alexandre*, dont nous avons déjà parlé. Il serait à désirer que les intendances sanitaires tinssent compte de ces précautions aux bâtiments qui les prendraient, en ne les soumettant qu'à la désinfection, quand ils n'auraient pas eu de malades pendant la traversée de retour.

Fièvre jaune se propageant par voie d'infection ou de contagion dans un corps de troupes. — La fièvre jaune se propageant par voie d'infection et de contagion dans un corps de troupes, l'autorité militaire devra prescrire les mesures que nous avons indiquées lorsque la maladie éclate dans une caserne, c'est-à-dire l'envoi des troupes dans une forteresse isolée, ou, si l'on n'en a pas à sa disposition, dans des cantonnements établis dans les endroits des hauteurs de l'île où ne se trouvent pas d'Européens inacclimatés, et situés autant que possible à une grande distance des villes, afin d'empêcher les troupes contaminées de communiquer avec celles-ci et les garnisons indemnes de la maladie.

Une recommandation encore à faire serait de ne pas renvoyer dans les forts ou forteresses indemnes de la maladie, les hommes sortants de l'hôpital, quoique leurs effets eussent été désinfectés. Il serait prudent de les diriger sur les convalescences dont nous allons parler. Des consignes sévères devront défendre aux garnisons dont la santé est bonne, l'entrée de l'hôpital, des forts et casernes contaminés.

Fièvre jaune dans les petites localités, à la Martinique. — Lorsque le typhus ictérode régnera dans les petites localités, on devra éviter de recevoir les hommes atteints dans les villes, si celles-ci en sont exemptes. On devra les faire soigner, soit à l'hôpital de la Pointe-du-Bout, soit dans les hospices du Marin ou de la Trinité, soit même à domicile dans les villages. On s'est bien trouvé de cette mesure en 1858, alors que l'épidémie, ayant abandonné les villes, s'était abattue sur un détachement de gendarmerie qui, arrivé au fort de la maladie, avait été réparti dans les brigades de la campagne.

Toutes ces précautions sont de la dernière nécessité pour empêcher l'extension de l'épidémie. Nous ne pouvons pas malheureusement agir victorieusement contre la fièvre jaune lorsqu'elle frappe par influence épidémique ; mais, avec de bonnes précautions sanitaires, nous pouvons, en l'empêchant d'agir par voie d'infection ou de contagion, diminuer le nombre de ses victimes et la réduire à des cas plus ou moins rares, comme nous l'avons vu, en 1857, à Saint-Pierre, lorsqu'on eut isolé les navires infectés de ceux qui arrivaient d'Europe. Ces deux causes puissantes de l'entretien de la maladie, la contagion et l'infection, étant annulées, il y a même des chances de voir, par le retour de la saison froide et humide et l'établissement d'une constitution catarrhale, l'influence générale de la fièvre jaune diminuer, se modifier, et l'épidémie cesser.

Hôpitaux militaires à la Martinique.

Dans la prophylaxie du typhus ictérode à la Martinique, une des questions les plus graves est celle des hôpitaux. Il faut éviter par tous les moyens possibles qu'ils ne deviennent des foyers d'infection et un mode de propagation de la maladie. La marine possède dans cette colonie deux grands hôpitaux, à Fort-de-France et à Saint-Pierre. Nous n'en parlerons ici qu'au point de vue de la fièvre jaune.

A Saint-Pierre. — L'hôpital de Saint-Pierre, placé au centre de la ville et des affaires, est fort dangereux lorsque celle-ci règne. Les marins des bâtiments au mouillage qui en sont atteints débarquent sur la place Bertin, où, le matin, les négociants et les capitaines marchands, parmi lesquels beaucoup d'inacclimatés, se réunissent pour leurs affaires ; ces malades passent ensuite, avant d'arriver à l'hôpital, devant le principal hôtel de Saint-Pierre, où descendent généralement les nouveaux arrivés, enfin, devant la Banque coloniale. Une cause encore bien grande de propagation provenant de cet hôpital en temps d'épidémie, est un égout à ciel ouvert qui existait, en 1861, et que depuis, MM. Cornillac et Bérenger-Féraud signalent pour son insalubrité. En effet, tous les détritus de l'hôpital y sont jetés et viennent, entraînés par l'eau, passer devant les établissements que je viens de nommer, et, arrivés à la mer, sont portés par le courant au milieu des navires mouillés le long du rivage. Cet hôpital a, en outre, le grave inconvénient de recevoir les cas de fièvre jaune au milieu des hommes atteints d'affections chirurgicales ou de maladies diverses. . . . .

Hôpitaux spéciaux pour le traitement de la fièvre jaune, à la Martinique.

Il y a longtemps que la nécessité d'un hôpital spécial pour le traitement du typhus ictérode aurait dû s'imposer dans chacune des deux villes de la Martinique. Dans mon rapport de 1858, je l'avais signalé à la commission qui devait s'occuper de rendre applicable à cette colonie, le règlement sanitaire international. A cette époque, en France, les idées de contagion et d'infection dans le typhus ictérode n'étaient pas encore admises pour tout le monde ; mais, aujourd'hui, il doit paraître étrange que cette question des hôpitaux spéciaux n'ait pas été tranchée. Pour nous, les conditions que ces établissements devraient réunir seraient d'être placés sous le vent de chacune de ces villes, ni trop loin, ni trop près de celles-ci, de leurs casernes et de leur hôpital ordinaire, de s'élever sur le bord de la mer, dans un endroit où il existerait un débarcadère ou la possibilité d'en établir un, enfin d'être en communication facile avec la ville et le mouillage, soit par eau, soit par une bonne route.

A Saint-Pierre. — A Saint-Pierre, à l'extrémité sud du mouillage des navires marchands français, se trouve l'anse Bellevue, qui nous paraît réunir ces conditions. Elle est en face de la partie de la rade, connue sous le nom de Plateau, où mouillent les navires en quarantaine d'observation, à 5 ou 600 mètres des dernières maisons de la ville, à laquelle elle est réunie par une bonne route, celle de Saint-Pierre au Carbet, à un kilomètre environ, et sous le vent du mouillage de la place Bertin. Il serait facile d'y établir un débarcadère et d'y amener les malades en embarcations, et ceux des casernes de la ville, dans une voiture que l'on pourrait construire dans le genre de celles que l'Assistance publique de Paris a fait faire pour le transport des personnes atteintes de maladies contagieuses ou infectieuses, et qu'il est facile d'assainir, après chaque voyage, en lavant leurs parois, tapissées d'une toile cirée, avec une éponge trempée dans de l'eau phéniquée à 2 °/₀. Cette anse, à laquelle vient aboutir une petite rivière, offre de l'eau en abondance et une surface de terrain suffisante pour construire non seulement un hôpital muni d'une étuve à désinfection, mais encore un ou plusieurs petits pavillons où pourraient être reçues, pendant leur quarantaine d'observation, les personnes susceptibles d'*incuber* la fièvre jaune, afin de les dispenser d'aller la faire au lazaret de la Pointe-du-Bout.

A Fort-de-France. — L'hôpital de la marine à Fort-de-France, quoique placé à une des extrémités de la ville, et par là moins dangereux pour la population que celui de Saint-Pierre, a toujours le grave inconvénient de recevoir les hommes atteints de la fièvre jaune au milieu des blessés et des malades qu'ils peuvent contaminer ; il y a donc nécessité d'avoir dans cette ville un hôpital spécial. Le point qui nous paraîtrait réunir les conditions désirables pour cet établissement, serait la maison de campagne de Bellevue, placée sur une pointe de la rade de Fort-de-France, sous le vent et à quelques centaines de mètres de la ville et du mouillage des bâtiments de guerre, ayant les moyens de communication les plus faciles, par la route de Case-Navire, avec l'hôpital, les casernes et le port ; par le bac de la Pointe-Simon, avec la ville ; enfin, par le débarcadère qui est placé au-dessous d'elle, avec la rade et au besoin le fort Louis, si on voulait en faire transporter les malades par embarcations. La prise d'eau qui amène à l'aiguade placée à l'extrémité du débarcadère, celle qui est nécessaire pour le service de la rade, en fournirait facilement la quantité dont il aurait besoin. Comme l'hôpital spécial de Saint-Pierre, celui construit à Bellevue pourrait faire écouler à la mer ses résidus sans danger pour la population de la ville et du mouillage des bâtiments de guerre. Une étuve à air chaud y serait construite, d'une dimension assez grande, pour assainir non seulement les effets des hommes à l'entrée et à la sortie, mais encore le linge, la literie, etc., des hôpitaux, des casernes, des vaisseaux et des demeures particulières qui auraient été contaminés. A l'objection que l'on pourrait faire au choix de Bellevue, pour l'établissement de cet hôpital, que cette habitation est une dépendance de l'hôtel du Gouvernement, on peut répondre que les gouverneurs l'habitent rarement et que s'ils tenaient à une maison de campagne, il ne serait pas difficile de la remplacer par une autre plus agréable soit sur la route élevée des Pitons, soit sur celle du Gros-Morne.

Desiderata d'un hôpital spécial pour le traitement de la fièvre jaune

Pour nous, les desiderata d'un hôpital spécial pour le traitement de la fièvre jaune, seraient d'être construit dans les conditions d'emplacement que nous venons d'indiquer. Cet établissement serait formé de plusieurs pavillons à rez-de-chaussée. Un pavage en asphalte ou en ciment rendrait le sol imperméable. Les murailles seraient en pierres dures, recouvertes d'une couche du même ciment; on l'emploierait également pour les plafonds. On calculerait leur capacité de manière à donner au moins 40 mètres cubes d'air par lit ; de larges ouvertures permettraient d'y introduire abondamment l'air et la lumière, et lorsque la pluie et le mauvais temps forceraient de tenir celles-ci fermées, des bouches à air devraient le renouveler, toutes les heures ; les murailles et les plafonds seraient peints à l'huile ou avec silicate de zinc, ce qui rendrait leur désinfection facile, ainsi que celle de leur pavage, par un lavage à l'eau phéniquée à 2 ou 3 °/o.

Cet hôpital devrait avoir un pavillon pour les cas de fièvre jaune qui, à l'entrée, paraîtraient de gravité moyenne, et un autre plus grand, divisé en 10 ou 12 chambres par des cloisons ouvertes par le haut, pour faciliter l'aération, pouvant contenir facilement deux lits chacune. Ces chambres seraient destinées à recevoir les cas graves, ceux arrivés à la seconde période de la maladie, afin de soustraire à la vue des malades, le spectacle, quelquefois horrible, de l'agonie de ceux qui succombent et d'empêcher les accidents cérébraux de se propager, comme je l'ai vu, en 1857, à Saint-Pierre, par la terreur produite par les cris et les convulsions de malheureux atteints d'accidents ataxiques. Enfin, il faudrait un troisième pavillon pour recevoir les convalescents jusqu'à ce qu'ils eussent assez de force pour être dirigés sur les convalescences.

Convalescences spéciales pour la fièvre jaune.

Des convalescences spéciales seraient aussi nécessaires pour tenir isolés pendant au moins deux semaines, les hommes sortant de ces hôpitaux, avant de les renvoyer à leurs corps respectifs. Ces convalescences seraient placées dans les hauteurs de l'île, par exemple aux environs du *Morne Rouge*, pour Saint-Pierre, et du *Camp Balata*, pour Fort-de-France. Il serait prudent, bien que leurs vêtements et leurs bagages eussent été passés à l'étuve de désinfection, à leur sortie de l'hôpital, de défendre toutes communications de ces convalescences aux troupes qui seraient internées dans les camps voisins. Pendant l'épidémie de 1855 à 1858, à Fort-de-France, les établissements thermaux des Pitons ont rendu comme convalescences, de grands services. J'ai cru, dans mon rapport de 1858, devoir signaler les heureux bénéfices que les convalescents de la fièvre jaune en ont alors retirés.

Si l'épidémie survenait avant que ces hôpitaux spéciaux fussent construits, et qu'on fût obligé de faire usage de ceux qui servent actuellement, nous recommanderions d'en évacuer préalablement, autant que possible, sur les convalescences régimentaires et autres, les syphilitiques, les blessés et les hommes atteints d'affections chroniques, ne gardant que ceux que la gravité de leur état ne permettrait pas de soumettre à cette mesure. Ceux-ci seraient traités dans des salles à part, placées de préférence dans des locaux isolés. Toutes communications avec les salles où seraient traités les malades de la fièvre jaune leur seraient interdites, et l'on s'empresserait de les envoyer dans les convalescences, après en avoir fait soigneusement désinfecter les effets, dès que leur état le permettrait. Enfin, pour diminuer les entrées dans un hôpital aussi dangereux, on inviterait les corps de troupes et les bâtiments de guerre à garder en traitement leurs malades et leurs blessés ordinaires, et à ne les diriger sur cet établissement que dans des cas très graves.

AUTRES MESURES NÉCESSAIRES POUR COMBATTRE L'IMPORTATION DE LA FIÈVRE JAUNE.

Pour combattre l'importation, cause habituelle de la fièvre jaune à la Martinique, il serait nécessaire d'ajouter de nouvelles mesures sanitaires à celles que je viens d'indiquer dans ce mémoire.

Médecins sanitaires. — Nous mettons en première ligne la création de médecins sanitaires (1) dans les principaux ports des Antilles et du continent américain où le typhus ictérode peut se produire soit par genèse spontanée, soit par importation. On ne ferait, du reste, en les instituant, que suivre l'exemple du gouvernement des États-Unis de l'Amérique du Nord qui, après s'être montré longtemps au moins indifférent aux mesures sanitaires contre la fièvre jaune, vient d'adopter, en général, le régime sanitaire français par l'acte du

(1) Ces médecins seraient choisis de préférence parmi les médecins de la marine ayant vu la fièvre jaune épidémique

Congrès du 3 mars 1879, *instituant et réglant des mesures préventives contre les maladies infectieuses et contagieuses*. En effet, cet acte crée des médecins sanitaires dans les principaux ports du golfe du Mexique, au Brésil et dans quelques ports des États de l'Union. L'avantage de la création de ces médecins, qui feraient connaître, par leurs études, la genèse habituelle de la fièvre jaune dans les ports où ils seraient établis, serait non-seulement de tenir au courant le Gouvernement français, de l'apparition et de la marche de cette maladie, mais encore de délivrer pour nos ports et nos colonies des patentes de santé aussi exactes que possible ; car, nous l'avons déjà dit, dans les pays où la fièvre jaune est endémique, les autorités indigènes sont portées à considérer une suspension ou même une accalmie de la maladie, comme une cessation complète et à délivrer en conséquence des patentes de santé nettes, alors que son germe peut exister dans des locaux qui n'ont pas été désinfectés et se transmettre par la personne, les effets et les bagages des passagers et de l'équipage du navire qui les porte, comme nous l'avons vu pour le paquebot transatlantique la *Floride*.

Le médecin en chef de la marine chargé du service à la Martinique, faisant fonction de directeur sanitaire, centraliserait la correspondance de ces médecins et serait en rapport avec les conseils de santé de la Guadeloupe et de la Guyane française. Il ne devrait relever, pour son service, que du gouverneur de la colonie et du ministre de la marine. Tous les agents sanitaires placés sous ses ordres devraient être laissés à son choix. Les conseils sanitaires de la colonie devraient être plutôt consultatifs qu'autre chose, afin qu'ils ne pussent s'immiscer dans le choix et la nomination des agents, et rendre difficiles, par leur opposition, les mesures sanitaires que le médecin en chef prendrait sous sa responsabilité. (Voir à ce sujet l'article *Prophylaxie* de l'ouvrage de M. Bérenger-Féraud.) Les visites journalières des navires marchands au mouillage de Saint-Pierre et dans le port de Fort-de-France par un médecin de la marine, pourraient être établies par lui, quand il en jugerait la nécessité, en en informant simplement le gouverneur. Il aurait la liberté de faire faire les arraisonnements soit par un médecin, soit par un agent sanitaire quand il en reconnaîtrait l'utilité. Enfin, il serait mis à sa disposition des gardes sanitaires inspirant toute confiance, recrutés parmi les gendarmes et les sous-officiers acclimatés, en nombre suffisant pour assurer le service du lazaret et des arraisonnements, la surveillance des hôpitaux spéciaux, et des navires en quarantaine ou soumis à la mesure d'isolement.

ENTENTE SANITAIRE ENTRE LES PETITES ANTILLES DE NATIONALITÉS DIVERSES.

En attendant que les nations européennes et les Etats-Unis de l'Amérique du Nord instituent des mesures sanitaires communes contre la fièvre jaune, il serait à désirer que les petites Antilles s'entendissent pour se signaler mutuellement l'apparition de cette maladie, ses causes et sa marche, et pour appliquer dans chacune d'elles, des mesures sanitaires pareilles, afin d'éviter *la fraude quarantenaire*, qui peut devenir si dangereuse pour la santé publique.

Il faudrait également que dans les Antilles, les patentes de santé fussent modifiées et qu'elles donnassent le nom et le lieu de naissance de chaque homme de l'équipage et de chaque passager, et qu'elles spécifiassent, dans le cas que la personne embarquée fût Européenne ou Américaine du Nord, si elle a déjà payé tribut à la fièvre jaune ou si elle est acclimatée par un long séjour dans le pays. Les renseignements à fournir à l'agent qui établirait la patente de santé, pourraient être donnés par un certificat délivré par la mairie du lieu habité par le marin ou le passager. On comprend que la patente ainsi établie est nécessaire si on veut faire, comme nous l'avons proposé, une différence dans l'application des mesures sanitaires entre les individus qui ne sont pas dangereux par leur personne, ne pouvant *incuber* la fièvre jaune, les créoles, par exemple, qui n'ont pas quitté les Antilles, et ceux qui peuvent, par défaut d'acclimatement, en porter le germe. Aux premiers la libre pratique, après une désinfection aussi rigoureuse que possible de leurs vêtements et de leurs bagages dans une étuve à air chaud ; aux seconds une quarantaine pouvant aller jusqu'à douze jours, limite plus qu'extrême, suivant nous, de l'incubation du typhus ictérode dans les contrées tropicales.

CONCLUSIONS.

En résumé :

La fièvre jaune à la Martinique peut se produire de toute pièce, c'est-à-dire avoir une origine spontanée ; cependant, le plus souvent elle reconnaît pour cause l'importation.

Pour qu'elle surgisse de l'une ou de l'autre de ces causes, il faut qu'il existe dans la colonie une constitution médicale inflammatoire et bilieuse.

Celle-ci est amenée par la persistance des vents de sud.

Sous l'influence de cette constitution médicale, les fièvres habituelles du pays tendent de plus en plus à se rapprocher de la fièvre jaune. Il peut en survenir même de sporadiques qui ne paraissent pas être contagieuses.

Pour que la fièvre jaune devienne transmissible d'homme à homme, il faut qu'un cas de cette maladie, apporté du dehors, vienne fournir l'élément ou le germe qui fait passer toutes ces fièvres de mauvais caractère en typhus ictérode.

Si ce cas n'est pas fourni, si ce germe n'est pas produit, toutes ces fièvres restent ce qu'elles sont, à moins que des émanations putrides portées au plus haut degré, ou l'encombrement ou les autres causes que nous avons indiquées en parlant de la fièvre jaune spontanée, ne fassent surgir le germe de cette dernière.

Lorsque la constitution inflammatoire n'existe pas, les cas de typhus ictérode venus du dehors ne sont pas toujours contagieux.

Pendant que la fièvre jaune règne sous forme épidémique dans une ville, dans un port, l'isolement, c'est-à-dire l'absence de toutes relations des individus non acclimatés avec les malades et les personnes qui en approchent, peut les en préserver.

La durée de l'incubation de la fièvre jaune chez un individu inacclimaté, étant, à la Martinique, d'une semaine au plus, on peut y réduire les quarantaines à douze jours, à partir du moment où les effets d'habillement et les bagages de l'équipage et des passagers et l'intérieur du navire contaminé ont été désinfectés avec soin.

Lorsqu'on aura des étuves à désinfection dans les principales villes de la Martinique et dans son lazaret, on pourra, dans les épidémies ordinaires, donner la libre pratique aux passagers créoles ou Européens acclimatés, venant des îles voisines infectées, après avoir fait passer à l'étuve les effets qu'ils portent sur eux, ceux qu'ils ont dans leurs malles, et leurs autres bagages.

Les passagers non acclimatés venant des mêmes lieux et pouvant *incuber* la fièvre jaune, seront soumis à une quarantaine de douze jours, après avoir eu, comme les premiers, leurs effets et leurs bagages désinfectés.

Les colis d'effets, la literie, les bagages, etc., apportés par les paquebots et les caboteurs venant des lieux contaminés, seront passés à l'étuve de désinfection avant d'être livrés à la population.

Pour éviter que les hôpitaux ordinaires ne deviennent des foyers d'infection, on devra en construire de spéciaux pour le traitement de la fièvre jaune.

Ces hôpitaux seront établis sous le vent et à une certaine distance des villes et des ports ou mouillages ; ils seront d'un accès facile par terre et par mer, et parfaitement isolés par des murs d'enceinte.

Les hommes qui en sortiront après avoir eu leurs vêtements et leurs bagages désinfectés, seront envoyés dans une convalescence spéciale établie sur les hauteurs des deux villes et y resteront au moins quinze jours avant d'être renvoyés à leurs corps.

Lorsque la fièvre jaune éclatera dans une ville de la Martinique, on enverra immédiatement, autant que le service le permettra, les troupes et les fonctionnaires non acclimatés dans les camps de préservation.

Ces camps seront tenus dans l'état d'*isolement* aussi parfait que possible ; leurs rapports avec les villes auront lieu par l'intermédiaire des gens du pays ou d'Européens acclimatés.

Pendant l'épidémie, on évitera, à moins de circonstances majeures, tout mouvement de troupes ; quand celle-ci sera terminée, avant de changer les garnisons, on aura le plus grand soin de faire assainir les chambres et la literie des casernes qui devront être occupées et d'en faire autant pour celles qui seront laissées par les troupes.

Des médecins sanitaires français seront établis dans les principaux ports des Antilles et du continent américain où se produit le typhus ictérode ; ils seront choisis de préférence parmi les médecins de la marine ayant vu la fièvre jaune épidémique ; ils devront étudier cette maladie dans la localité où ils se trouveront, signaler son éclosion ou son importation, sa marche, etc. ; ils seront en outre préposés à la délivrance, si importante, des patentes de santé aux navires français.

Leur correspondance sera centralisée par le médecin en chef de la marine chargé du service à la Martinique, faisant fonction de directeur sanitaire, qui se tiendra, en outre, en rapport avec les conseils de santé de la Guadeloupe et de la Guyane française.

Ce fonctionnaire ne relèvera pour son service que du gouverneur de la colonie et du ministre de la marine. La plus grande liberté lui sera donnée pour le choix des agents sanitaires placés sous ses ordres.

On s'occupera d'établir une convention sanitaire entre les Antilles de nationalité différente, pour qu'elles se signalent mutuellement la présence, la marche, etc., de la fièvre jaune, et pour qu'elles prennent entre elles des mesures quarantenaires pareilles.

Les patentes de santé dans les Antilles seront modifiées de manière à faire connaître le nom et le lieu de naissance de chaque marin et de chaque passager, afin de permettre de prendre des mesures de préservation différentes, suivant que celui-ci peut ou ne peut pas *incuber* la fièvre jaune.

Enfin, on se rappellera que si nous ne pouvons pas toujours prévenir l'éclosion spontanée ou l'importation du typhus ictérode, il nous est possible de combattre efficacement, par des moyens énergiques, son extension par contagion et par infection, et de réduire, dans les épidémies ordinaires, ses effets désastreux à ceux qu'il peut produire par influence générale, c'est-à-dire à des cas plus ou moins isolés.

ROCHEFORT. — IMPRIMERIE CH. THÈZE.

www.ingramcontent.com/pod-product-compliance
Ingram Content Group UK Ltd.
Pitfield, Milton Keynes, MK11 3LW, UK
UKHW021134230726
13926UKWH00002B/796

9 782016 128084